NO CONSIGO ADELGAZAR

Pierre Dukan

NO CONSIGO ADELGAZAR

integral

Título original: *Je ne sais pas maigrir*
Autor: Dr. Pierre Dukan
Traductor: Joan Solé Solé
Compaginación: Víctor Igual, S.L.

Avenida Diagonal, 189 - 08018 Barcelona
www.rbalibros.com / rba-libros@rba.es

Undécima edición: mayo 2011

Ref.: OASN066
ISBN-13: 978-84-9298-104-5
Depósito legal:B-17894-2011
Impreso por LIBERDÚPLEX

www.regimedukan.com
www.dietadukan.es

Para Maya y Sacha,
mis dos hijos,
por la segunda vida que me han ofrecido
a cambio de la que yo les di.

Para Christine, mi mujer,
sin la cual este intercambio
ni siquiera habría podido imaginarse.

Para Sylvia y Maurice,
que siguen hablando por mi voz.

Índice

Prefacio para los profesionales de la sanidad

Según la última Encuesta Nacional de Salud de 2006, más del 52 % de los españoles adultos padece sobrepeso (un 15 % de los adultos es obeso, y un 37 %, padece de sobrepeso). La obesidad es causa de numerosas complicaciones cardiovasculares, e interfiere con otras patologías también muy frecuentes, como la diabetes e, incluso, el cáncer, y es causa de más de 30.000 muertes al año.

¿Quién se preocupa?

¡USTED! Pero no sabe qué hacer...

Le propongo mi método

No porque sea mío, sino porque al cabo de una vida, de 35 años de experiencia diaria, he terminado por convencerme de que es el mejor de los que conozco.

¿Pruebas?

Lo han probado más de tres millones de franceses , y a los diez años de su aparición el libro está en lo alto de todas las listas de ventas, por detrás de Harry Potter.

100 alimentos

Entre los más nobles y densos y que más llenan en el patrimonio alimenticio humano, unidos con la fórmula mágica: A VOLUNTAD.

4 fases

De la más rigurosa a la más flexible:

1. **El ataque**, corto y acelerado.
2. **El crucero**, intensificado hasta el Peso Justo.
3. **La consolidación:** 10 días por kilo perdido.
4. **La estabilización definitiva:** jueves de proteínas + renuncia a los ascensores + 3 cucharadas de salvado de avena diarias de por vida.

174 médicos me han pedido permiso para ponerlo en práctica, fotocopiando las páginas de síntesis. ¡He respondido **SÍ**, y a usted también! Lo esencial es lograr el éxito. ¡Intentémoslo al menos!

Dr. Pierre Dukan
Pte. Association RIPOSTE Monde
(Réaction Internationale Prévention Obésité Surpoids Toute Expertise)

Prólogo

Un encuentro decisivo o el hombre que sólo disfrutaba con la carne

Mi primer contacto con la obesidad se remonta a la época en que, siendo un médico muy joven, ejercía la medicina general en un barrio de Montparnasse, mientras me especializaba en Garches, en un servicio de neurología repleto de niños parapléjicos.

En esa época tenía entre mis pacientes a un editor obeso, jovial, prodigiosamente culto, aquejado de un asma agotador que yo le había aliviado a menudo. Un día vino a verme y, después de acomodarse en una butaca que gimió bajo su peso, me dijo:

—Doctor, siempre he quedado satisfecho de sus cuidados, me fío de usted, y hoy vengo a verle para que me haga adelgazar.

En aquel entonces yo sólo sabía de la nutrición y la obesidad lo que me habían enseñado en la facultad, que se resumía en proponer regímenes hipocalóricos, variantes de comidas en miniatura idénticas en todo a las normales pero con cantidades liliputienses que hacen sonreír y huir a los obesos, grandes vividores acostumbrados a vivir la vida a fondo y horrorizados ante la idea de tener que restringir lo que les hace felices.

Yo rehusé, farfullando, argumentando, con toda la razón, que no dominaba las sutilezas de esa ciencia.

—¿De qué ciencia habla? He visto a todos los especialistas de París, a todos los adelgazadores del lugar. He perdido por mi cuenta más de trescientos kilos desde la adolescencia, y los he recuperado todos. Tengo que reconocer que nunca he sentido una motivación profunda, y mi mujer me ha perjudicado involuntariamente porque me ha seguido amando a pesar de los kilos. Pero ahora me quedo sin aliento sólo con mover los ojos, no encuentro ropa que me vaya bien y, para decírselo todo, empiezo a temer por mi vida. —Para terminar, añadió esta última frase que, por sí misma, desvió bruscamente el curso de mi vida profesional—: Póngame a régimen, prohíbame todos los alimentos que quiera, todo, menos la carne, la carne me gusta demasiado.

Y por un acto reflejo, en respuesta a su petición, recuerdo que le contesté sin tapujos:

—¡De acuerdo! Ya que le gusta tanto la carne, pase mañana por la mañana en ayunas para pesarse en mi báscula, y durante cinco días coma sólo carne. Pero evite las carnes grasas, el cerdo, el cordero y los trozos más grasos como el lomo o la chuleta de buey. Coma la carne asada, beba tanto como pueda y vuelva dentro de cinco días en ayunas para pesarse de nuevo en mi consulta.

—Muy bien, así lo haré.

A los cinco días volvió. Había perdido cerca de cinco kilos. Yo no daba crédito a mis ojos, y él tampoco. Me sentía algo inquieto, pero él estaba exultante, más jovial que de costumbre, hablaba del bienestar recuperado, decía que ya no roncaba y rechazaba mis dudas:

—Voy a seguir, no me podría sentir mejor, la cosa marcha y disfruto.

Y se fue a entregarse a una segunda ronda de cinco días de carne, al tiempo que se comprometía a hacerse análisis de sangre y de orina.

Cuando regresó había perdido dos kilos más y, alborozado, me mostró los resultados del análisis de sangre, que registraba dosis perfectamente normales, sin azúcar, colesterol ni ácido úrico.

Entretanto, yo había pasado por la biblioteca de la Facultad de Medicina, donde me había dedicado a profundizar en las características nutritivas de las carnes y había ampliado mi interés por la gran familia de las proteínas, de las que son el más prestigioso adorno.

En cuanto volvió al cabo de cinco días, siempre en una forma espléndida y habiendo soltado otro kilo y medio, le indiqué que incorporara el pescado y el marisco, lo cual aceptó de muy buena gana, porque ya casi había probado todas las variedades de carne.

Cuando, al cumplirse los veinte primeros días, la báscula indicó que se habían perdido los primeros diez kilos, se analizó por segunda vez la sangre, y quedamos tan tranquilos como la primera vez. Me jugué el todo por el todo: añadí las últimas categorías de proteínas que me quedaban, e introduje sin ningún orden los lácteos, las aves de corral, los huevos y, para quedarme tranquilo, le pedí que bebiera más, hasta tres litros de agua al día.

De todos modos acabó por cansarse y aceptó incorporar verduras, cuya ausencia prolongada empezaba a preocuparme.

Volvió cinco días más tarde sin haber perdido ni un gramo. Lo convirtió en argumento para reclamar que le devolviera a su régimen favorito y a todas las categorías de proteínas a las que se había aficionado y cuya total falta de limitación apreciaba más que nada. Se lo concedí a condición de que alternara este régimen con los rellanos de cinco días de combinación con verduras, citando un riesgo de carencia de vitaminas que él no creyó en absoluto, pero que aceptó debido a la disminución de su tránsito intestinal por insuficiencia de fibras.

Y así nació mi régimen de proteínas alternadas, y el interés por la obesidad y todas las modalidades de sobrepeso que se convirtieron en el eje de mis estudios y de mi vida profesional.

Una vez consolidado, he utilizado pacientemente este régimen, lo he mejorado y modelado a mano a fin de convertirlo en el régimen que hoy me parece el más adaptado a la psicología sumamente peculiar del gordo, y el más eficaz entre los que están compuestos de alimentos.

Sin embargo, con el paso de los días, descubrí con pesar que los regímenes de adelgazamiento, incluso los eficaces y bien aplicados, no resistían el paso del tiempo y, que por falta de una verdadera estabilización se perdían los resultados, en el mejor de los casos en una deriva sorda y lenta, en el peor en una recuperación masiva habitualmente causada por un problema afectivo, el estrés, desengaños y otros disgustos.

Para hacer frente a esta guerra de la que salían derrotadas la gran mayoría de las personas que adelgazaban, terminé por construir un régimen de consolidación del peso perdido, muralla defensiva contra las recuperaciones tempranas, las parciales que precipitaban al desánimo y después a estados de disgusto con uno mismo, de abandono total y de recuperación extrema. Había concebido este rellano de protección, encargado de reintroducir por fases sucesivas los alimentos básicos de una alimentación aceptable, para contener la violencia reactiva de un organismo desvalijado de sus reservas. Y para ocupar el tiempo de esta revuelta y hacer aceptable la transición, había adjudicado a este régimen una duración precisa, proporcionada a la pérdida de peso y fácil de calcular: diez días por kilo perdido.

Pero, aquí también, después de la prueba victoriosa de la consolidación, la progresiva vuelta de los hábitos, con la presión del metabolismo y, sobre todo, la inevitable reaparición de la necesidad de ahogar desdichas y nerviosismos en lo untuoso, lo dulce y abundante, podían también con este bastión defensivo.

Finalmente adopté una medida difícil incluso de proponer, una consigna que osaba arrogarse el calificativo de «definitiva», la inaceptable traba que todos los gordos, los pletóricos, pequeños o grandes obesos o simples personas con sobrepeso detestan y rechazan *a priori*, porque es de larga duración y va contra su necesidad de espontaneidad y su miedo cerval a las limitaciones. Inaceptable, salvo que esta consigna, que debían respetar el resto de sus vidas y que garantizaba una cierta estabilidad, introdujera un solo día a la semana un régimen concreto, día prefijado, no intercambiable, innegociable en su contenido y acelerado en sus resultados.

Sólo entonces alcancé la tierra prometida, el verdadero éxito claro y duradero cimentado en un cuarteto de regímenes sucesivos y de intensidad decreciente, que el tiempo y la experiencia me habían llevado a combinar para ofrecer un camino señalizado y protegido, que impidiera extravíos. Un régimen de ataque breve, severo, pero acelerado, seguido de un régimen de crucero alternado que compaginara los ataques bruscos y las pausas, sostenido por un rellano de consolidación de duración proporcional al peso perdido. En fin, con vistas a estabilizar para siempre este peso conquistado con tanto esfuerzo, creé una medida de conservación tan puntual como eficaz: un simple día por semana de redención alimenticia que mantiene en equilibrio el resto de la semana, a condición de mantenerlo siempre, como un perro guardián, para el resto de la vida.

Así obtuve por fin los primeros resultados verdaderamente duraderos. Podía ofrecer no sólo un simple pescado, sino el aprendizaje de la pesca, un plan global que permite al gordo adquirir autonomía, poder adelgazar deprisa y mantener el rumbo por su cuenta y durante mucho tiempo.

Había tardado veinte años en elaborar a mano y para un público limitado este bello instrumento, un plan en cuatro regímenes articulados que hoy deseo proponer por escrito a un público más amplio.

Este plan se dirige a quienes lo han intentado todo, han adelgazado a menudo —demasiado a menudo— y buscan más que nada la certeza de que a cambio de un esfuerzo aceptado y sin concesiones pero limitado en el tiempo, podrán adelgazar al principio y además conservar el fruto de ese esfuerzo y vivir con el desahogo y el cuerpo que desean y al que tienen derecho. He escrito este libro para ellos, con la esperanza de que algún día hagan suya esta solución que les propongo.

Pero es a los que ya he convencido con la palabra y la consigna directas, los que han hecho feliz mi vida de médico, mis pacientes de carne y hueso, jóvenes y viejos, hombres y mujeres, y especialmente el primero de ellos, mi editor obeso, a quienes dedico esta obra y este método.

Nacimiento del régimen de cuatro tiempos

El plan Dukan

Han transcurrido veinticinco años desde el encuentro decisivo con aquel obeso que cambió el curso de mi vida. Desde entonces, me he consagrado a la nutrición y a ayudar a gordos y menos gordos a adelgazar y a estabilizar su peso.

Como todos mis colegas médicos franceses, me he formado en una escuela, muy cartesiana y gala, de la medida y el equilibrio, del recuento de calorías y de regímenes hipocalóricos, donde todo debe permitirse pero en cantidades moderadas.

Desde que llegué a la aplicación práctica, esta bella construcción teórica, fundada en la esperanza descabellada de que era posible desprogramar al gordo y sus extravagancias voraces hasta convertirlo en un funcionario escrupuloso del recuento calórico, ha saltado en pedazos. Hoy, lo que sé y practico lo he aprendido y desarrollado en contacto directo y diario con seres de carne y hueso, con hombres pero aún más con mujeres, que ardían de deseos de comer y de disfrutar de la buena mesa.

Comprendí enseguida que un gordo no lo era por casualidad, que su glotonería y su aparente desparpajo frente a los alimentos ocultaban una necesidad de gratificarse a base de comer, y que esa necesidad era tanto más imperiosa cuanto que estaba conectada a circuitos de supervivencia tan arcaicos como viscerales.

No tardé en comprender que no se puede hacer adelgazar duraderamente a un gordo sólo con darle consejos, aunque sean sensatos o basados en argumentos científicos, que el sujeto sólo puede obedecer o rehuir.

Lo que desea un gordo decidido a adelgazar, lo que le pide a un terapeuta o a un método, es que le ahorre tener que enfrentarse solo al castigo que supone oponerse voluntariamente a un comportamiento de supervivencia.

Lo que busca, pues, es una voluntad exterior a la suya, alguien que decida y que vaya por delante de él y le dé consignas, siempre consignas y más consignas, porque lo que más detesta del mundo y sencillamente no sabe hacer es decidir por su cuenta el día, la hora y los medios de su privación.

El gordo reconoce sin vergüenza —¿por qué debería sentirla?— su debilidad, incluso cierta inmadurez en cuanto a la gestión de su peso. He conocido a todo tipo de gordos y gordas, de orígenes sociales diversos, tanto personas sencillas como grandes personajes, los que deciden, banqueros o incluso políticos, personas inteligentes, brillantes y eminentes, pero que se sentaban frente a mí y se calificaban de sorprendentemente débiles frente a la comida, engullían a pesar suyo, como niños glotones.

Es evidente que la mayoría de ellos construyó en el secreto de la primera infancia una «línea de huida» fácil hacia los alimentos, por la que descargan el exceso de tensión y la frecuencia de sensaciones desagradables y estrés. Así, toda prescripción racional lógica o responsable no resiste, al menos demasiado tiempo, la presión de esta defensa arcaica.

Mi convicción se ha reforzado al ver desfilar durante mis treinta años de práctica todos los regímenes que se han publicitado y han marcado época. He contado 210 desde el principio de la década de 1950. Algunos, respaldados y popularizados por libros, fueron superventas mundiales con millones de ejemplares, como el régimen Atkins, el Scarsdale, el Montignac, el Weight Watchers, modelos de género que me han mostrado hasta qué punto el gordo acoge con los brazos abiertos estas obras que incluyen consignas duras, incluyendo el régimen draconiano, absurdo y hasta peligroso llamado de la Clínica Mayo —famosa clínica estadounidense—, auténtico disparate nutritivo con su veintena de huevos semanales, pero que, a los treinta años de su nacimiento, sigue circulando clandestinamente a pesar de que lo hayan denunciado unánimemente todos los nutricionistas del mundo.

El análisis de estos regímenes y de los motivos de su increíble éxito, la práctica y la atención cotidiana al gordo, la observación del poder de su determinación en algunos momentos de su vida y su extrema tendencia a desanimarse cuando no hay resultados rápidos y proporcionados a sus esfuerzos me han convencido de que:

El gordo que desea adelgazar necesita un régimen que arranque enseguida y ofrezca rápidamente los primeros frutos, lo bastante para reforzar y mantener su motivación, y también necesita objetivos precisos, fijados por un emisor de consignas exterior a él, que instituya etapas y puntos de transición donde pueda hacer balance de sus esfuerzos comparándolos con los resultados esperados.

La mayoría de los regímenes espectaculares que han refulgido en el pasado reciente poseían este efecto iniciador y proporcionaban los resultados prometidos. Por desgracia, sus consignas, las vías y las etapas que suministraban desaparecían al terminar de leer el libro y dejaban al gordo adelgazado otra vez solo con sus tentaciones en una tabla resbaladiza. Las mismas causas llevaban a los mismos efectos, y todo empezaba de nuevo.

Todos esos regímenes, incluso los más originales e inventivos en la fase de ataque, resultaban extrañamente pobres una vez se había alcanzado el objetivo. Abandonaban a sus seguidores con los sempiternos consejos de sensatez, moderación y equilibrio que el ex gordo nunca podrá seguir.

Ninguno de estos regímenes célebres ha encontrado el medio de aplicar al período posterior al adelgazamiento el acompañamiento y la provisión de consignas y de referencias precisas, simples y eficaces que habían llevado al éxito su fase de ataque.

El gordo adelgazado y triunfante sabe instintivamente que no es capaz de conservar solo y sin pautas el fruto de su esfuerzo. Sabe también que, abandonado a su suerte, recuperará el peso, al principio lentamente y después más deprisa y con el mismo extremismo que le había permitido adelgazar.

Así pues, el gordo que acaba de adelgazar con un método de órdenes tiene necesidad de conservar un recuerdo de esa presencia simbólica o de esa mano tendida que le acompañaba durante el adelgazamiento. Una consigna lo bastante simple, puntual, eficaz y poco frustrante para poderla seguir durante el resto de la vida.

Insatisfecho con la mayoría de los grandes regímenes de moda que se contentaban con una victoria deslumbrante pero sin futuro, consciente de la ineficacia de los regímenes hipocalóricos y de las recomendaciones de sensatez que conservan, a pesar de todos los desengaños, la esperanza de transformar al desmesurado en contable, acabé creando mi propio régimen de adelgazamiento: el régimen de proteínas alternadas que es el tema de este libro y que años de práctica me autorizan a considerar el más eficaz y a la vez el más tolerado de los actuales regímenes de adelgazamiento. Sé que, expresado así, me valdrá la calificación de presuntuoso. Asumo el riesgo, porque estoy completamente convencido, y dejar de decirlo, con la actual plaga de sobrepeso, equivale casi a negar el socorro a una persona en peligro.

Este régimen, en sus dos primeras fases propiamente de adelgazamiento, consiste en un par de regímenes que funciona como un motor de dos tiempos, en el que un período de régimen de proteínas puras, régimen de ataque y de conquista por excelencia, va inmediatamente seguido de un período en que esas mismas proteínas se aso cian a las verduras, tiempo de recuperación que permite al cuerpo digerir su pérdida de peso.

Con el tiempo, y teniendo en cuenta la extrema facilidad con que mis pacientes se relajaban una vez alcanzado el objetivo y reincidían a falta de consignas y de un plan preciso, este régimen se transformó progresivamente en un plan global de adelgazamiento.

Este plan respeta la psicología particular del gordo e integra las condiciones indispensables para el éxito de cualquier adelgazamiento que acabamos de repasar y que resumo así: ofrece al gordo que intenta adelgazar una red de consignas precisas, un encarrilamiento por así decirlo, etapas y objetivos que no dejen lugar a ninguna interpretación ni transgresión.

Aparte del ayuno y el régimen a base de bolsitas de proteínas en polvo, este plan es, entre todos los regímenes a base de alimentos naturales que he tenido ocasión de practicar, el que hoy me parece el más eficiente. La pérdida de peso inicial obtenida es lo bastante fuerte y rápida para lanzar el régimen y reforzar duraderamente la motivación.

Es un régimen poco frustrante que no pesa los alimentos ni cuenta calorías, y que ofrece un espacio de libertad absoluta con relación a varios alimentos habituales.

No se trata de un simple régimen, sino de un plan de adelgazamiento global que se acepta o se rechaza como un todo indisociable. Se divide en cuatro fases sucesivas:

La fase de ataque: una fase de ataque llevada con el «régimen de proteínas puras», que permite un arranque acelerado, prácticamente tan rápido como el ayuno o el régimen de proteínas en polvo, pero sin sus inconvenientes.

La fase de crucero: un período de crucero llevado con el «régimen de proteínas alternadas», una alternancia de días de proteínas y días de

…rduras, que permite alcanzar de un tirón y sin pausa el

…**nsolidación:** un régimen de consolidación del peso obtenido, destinado a prevenir el fenómeno de rebote por el que después de toda pérdida rápida de peso, el cuerpo tiende a recuperar ese peso perdido con extrema facilidad. Período de gran vulnerabilidad, dura exactamente 10 días por cada kilo perdido.

La fase de estabilización definitiva: por fin y sobre todo, una estabilización definitiva basada en tres medidas de seguridad simples, poco exigentes e indispensables para la conservación del peso perdido; un día fijo por semana de régimen de ataque que hay que aplicar todos los jueves del resto de la vida, la renuncia a los ascensores y las tres cucharadas de salvado de avena, que constituyen tres consignas estrictas e innegociables, sí, pero lo bastante puntuales y eficaces para aceptarse en un período tan largo.

Principios teóricos de mi régimen

Antes de entrar en los detalles de este plan y explicar pormenorizadamente su modo de funcionamiento y los motivos de su eficacia, me parece necesario presentarlo sucintamente al lector en su globalidad y estructura en cuatro etapas, y precisar de entrada a quién se dirige y cuáles son las eventuales contraindicaciones.

El régimen que le propongo no se contenta con ser el más seguro y eficaz de los regímenes de adelgazamiento actuales. Es un plan global más ambicioso, un sistema de consignas de cuatro expansiones y de rigor decreciente que se ocupa del gordo desde el primer día del régimen y no lo abandona jamás.

Una de sus grandes virtudes es su valor didáctico. Permite al obeso aprender en la práctica y en propia carne la importancia relativa de cada grupo de alimentos según su orden de integración en su alimentación, empezando por los alimentos vitales, introduciendo después, por escalones sucesivos, los alimentos indispensables, los esenciales, los importantes y, por último, los superfluos.

Su objetivo reconocido es proporcionar un conjunto de consignas perfectamente organizadas y lo bastante precisas y directivas para poner a su usuario en el camino que le evite los incesantes esfuerzos de voluntad que van minado poco a poco su determinación.

Estas consignas se suceden a través de cuatro regímenes sucesivos, de los que los dos primeros forman la fase de adelgazamiento propiamente dicha. Las dos siguientes son, la consolidación del peso obtenido y la estabilización definitiva.

El período de ataque, el régimen de proteínas puras

Es el período de conquista en el que la persona que pone en marcha un régimen está sumamente motivada y busca un método cuya eficacia y obtención rápida de primeros resultados, por riguroso que sea, respondan a sus expectativas y le permitan afrontar su exceso de peso.

Este régimen inicial, especialmente adaptado a las marchas forzadas, es el régimen de «proteínas puras», cuyo objetivo teórico consiste en limitar la alimentación a uno solo de los tres nutrientes alimenticios: las proteínas.

En teoría, aparte de la clara de huevo, no hay ningún alimento exclusivamente compuesto de proteínas. Es, pues, un régimen que selecciona y reagrupa cierta cantidad de alimentos cuya composición es la más cercana posible a la pureza en proteínas, como ciertas categorías de carnes, pescado, marisco, aves de corral, huevos y lácteos 0 % MG.

Este régimen, comparado con todos los regímenes hipocalóricos, es una verdadera máquina de combate, un bulldozer que, si se acepta del todo, abate todas las resistencias. Es, con mucho, el más eficaz y el más rápido de los regímenes no peligrosos y a base de alimentos. Muestra toda su eficacia en los casos más difíciles, sobre todo los de la mujer premenopáusica que sufre retención de agua y gases, o la mujer menopáusica en el período crítico de instauración del tratamiento hormonal. Es también de gran eficacia aplicado a sujetos considerados resistentes por haber seguido y abandonado demasiados regímenes o tratamientos agresivos.

El período de crucero, el régimen de proteínas alternadas

Como su nombre indica, este régimen funciona alternando de manera repetida dos regímenes articulados entre sí, el régimen de proteínas puras y ese mismo régimen con el añadido de todas las verduras o legumbres. Cada ciclo de esta alternancia funciona como la inyección-combustión de un motor de dos tiempos que quema su cuota de calorías.

La alternancia de los regímenes

Tanto el primero como el segundo de estos regímenes ofrecen la misma libertad total en cuanto a las cantidades. Ambos permiten consumir los alimentos autorizados «a voluntad», a cualquier hora del día y en las proporciones y la combinación que apetezcan a cada cual, lo que ofrece a la vez un espacio de libertad completa y un medio eficaz de neutralizar el hambre comiendo y de compensar los deseos cualitativos con las satisfacciones cuantitativas.

En función de la importancia del peso que hay que perder, del número de regímenes que se hayan seguido antes, de la edad y de la motivación del candidato, el ritmo de alternancia de estos dos regímenes se establecerá según normas precisas que se detallarán después.

Esta fase de crucero debe efectuarse sin pausa hasta obtener el peso deseado. Aunque dependa en parte de experiencias insatisfactorias del pasado, el régimen de proteínas alternadas sigue siendo uno de los que menos sufren el efecto de vacunación inducido por los adelgazamientos previos.

Rellano de consolidación del peso obtenido: 10 días por kilo perdido

Después de la fase de conquista llega la fase pacificadora del plan. Su misión esencial es reabrir la alimentación a un contingente de alimentos necesarios y evitar el clásico efecto de rebote que amenaza con devolver las grandes pérdidas de peso.

A lo largo del período de adelgazamiento y de manera cada vez más acusada conforme se alarga el régimen, el organismo intenta resistir. Reacciona al saqueo de sus reservas gastando menos y aprovechando más, limitando todos sus gastos calóricos y sobre todo aprovechando de pleno todo lo que entra por la boca.

El gordo triunfador se encuentra así sobre un volcán y en posesión de un cuerpo que sólo espera el momento propicio para volver a crear sus reservas perdidas. Una comida abundante que habría tenido efectos mínimos antes del inicio del régimen estará cargada de consecuencias a su fin.

Por este motivo, la apertura del régimen llevará a alimentos más ricos y gratificantes, pero cuya variedad y cantidad se limitarán para regresar sin riesgo a la calma de los metabolismos exacerbados por la pérdida de peso.

Así pues, se introducirán dos rebanadas de pan al día, una porción de fruta y de queso también diarias, dos raciones de feculentos por semana y sobre todo dos comidas de gala semanales.

El papel de este primer rellano de estabilización es evitar el rebote explosivo, que constituye una de las causas más inmediatas y frecuentes de fracaso de los regímenes de adelgazamiento. La introducción de alimentos tan importantes como el pan, la fruta, el queso, ciertos feculentos y el acceso a determinados platos o alimentos superfluos pero que reportan gran placer es en adelante indispensable, pero se requiere un orden de introducción y una batería de consignas bastante precisas y esquematizadoras para que no haya patinazos. En esto radica el papel de esta primera muralla de protección del peso perdido.

Su duración, vinculada a la cantidad de peso perdido, se calcula muy simplemente, a razón de 10 días por kilo perdido.

Estabilización definitiva a largo plazo

Tras la pérdida de peso y la eliminación del rebote con la ayuda de una tranquilizadora red de consignas y de obligaciones aceptadas, el gordo triunfador y a menudo eufórico sabe instintivamente que esta victoria es frágil y que, sin plan, tarde o temprano —más temprano que tarde— sucumbirá a sus antiguos demonios. Pero, por otro lado, sabe aún con más seguridad que nunca podrá adquirir el equilibrio y la mesura alimenticios que la mayoría de nutricionistas le aconseja, con toda la razón, como garantía de preservación del peso perdido.

En esta cuarta fase, se le proponen tres medidas esenciales: un día a la semana de régimen de ataque inicial, el régimen de proteínas puras, su arma más eficaz y más exigente, todos los jueves del resto de su vida; la renuncia a los ascensores; tres cucharadas de salvado de avena al día.

Por paradójico que pueda parecer, el gordo que ha alcanzado su peso deseado es no sólo capaz de aceptar estas consignas, sino de reclamarlas, consciente de que las necesita. Lo que aprecia es su precisión, su sencillez concreta y puntual, su carácter innegociable y su eficacia, que permite comer normalmente seis días de cada siete sin riesgo de recuperar peso.

EL PLAN DUKAN RESUMIDO

Régimen de ataque: las proteínas puras

Duración media: cinco días

Régimen de crucero: proteínas alternadas

Duración media: una semana por kilo

Régimen de consolidación del peso perdido

Duración media: diez días por kilo perdido

Régimen de estabilización definitiva

Jueves de proteínas + renuncia a los ascensores
+ tres cucharadas de salvado de avena

Nociones necesarias sobre nutrición

El trío G-L-P: Glúcidos-Lípidos-Prótidos

La alimentación universal, tanto humana como animal, proporciona una impresionante cantidad de productos comestibles, pero todos están formados por sólo tres nutrientes: los glúcidos, los lípidos y las proteínas. Cada alimento obtiene su gusto, textura e interés nutritivo de la combinación concreta de estos tres nutrientes.

Desigualdad cualitativa de las calorías

Hubo un tiempo en que los expertos en nutrición sólo concedían importancia al valor calórico de los alimentos y las comidas, y se limitaban a componer los regímenes de adelgazamiento a partir del recuento calórico, lo que originó fracasos inexplicados durante mucho tiempo.

Hoy, la mayoría ha abandonado esta visión únicamente cuantitativa y se interesa más bien por el origen de esas calorías, la naturaleza del nutriente que las proporciona, la combinación de nutrientes que forma el bolo alimenticio.

Hoy se ha demostrado también que el organismo no trata del mismo modo 100 calorías proporcionadas por azúcar blanco, aceite o pescado, y que el aprovechamiento final de esas calorías después de la asimilación varía mucho según su origen.

Lo mismo cabe decir de la hora a la que se consumen estas calorías, y hoy es habitual aceptar la idea, ayer rechazada, de que el cuerpo trata de modo distinto las calorías de la mañana que las del mediodía y aún más las de la noche.

Independientemente de la configuración adaptada al perfil específico del gordo, la eficacia de mi plan y de los cuatro regímenes que lo conforman se explica por la selección concreta de los nutrientes que entran en la composición de los alimentos propuestos, sobre todo por la extrema importancia que concede a las proteínas, tanto en la fase de ataque como en la de estabilización a largo plazo.

Es por lo tanto indispensable, sobre todo para quienes carecen de conocimientos particulares en este ámbito, elaborar un cuadro comparativo de estos tres nutrientes para explicar cómo los empleo a fin de optimizar la pérdida de peso.

Los glúcidos o hidratos de carbono

Esta categoría de alimentos, muy extendida y apreciada, siempre ha suministrado al hombre, en todas partes, épocas y culturas, más del 50 % de su ración energética.

Durante milenios, aparte de la fruta y la miel, los únicos glúcidos que consumía el hombre eran lo que hoy se llaman azúcares lentos, cereales, feculentos, leguminosas, etc. Se distinguen por ser absorbidos de manera progresiva, elevar un poco la glucemia y evitar así las descargas reactivas de insulina, cuyas consecuencias nefastas para la salud y especialmente para la pérdida de peso son hoy bien conocidas.

Desde el inicio de la extracción de azúcar blanco a partir de la caña de azúcar y, a mayor escala, de la remolacha, la alimentación humana se ha modificado profundamente a raíz de la incesante invasión de alimentos azucarados y de glúcidos de penetración rápida.

Carburante alimenticio por excelencia, los glúcidos son muy adecuados para deportistas, personas que realizan trabajo físico y adolescentes. Pero distan de ser útiles para la gran mayoría de sedentarios que hoy forman nuestras sociedades.

El azúcar blanco y todos sus derivados, golosinas y bombones son hidratos de carbono en estado puro, ricos y de penetración ultrarrápida.

Los feculentos, aunque no sean de sabor azucarado, son también muy ricos en glúcidos. Son: los harinosos (pan, sobre todo el pan blanco, las galletas, los biscotes, los cereales, etc.), las pastas alimenticias, las patatas, los guisantes, las leguminosas, las lentejas, las judías verdes secas, etc.

Las frutas más ricas en glúcidos son el plátano, las cerezas y la uva.

El vino y todos los alcoholes.

La pastelería, sabrosa combinación de harinosas y azúcar, pero mucho más de cuerpos grasos.

Los glúcidos sólo proporcionan cuatro calorías por gramo, pero suelen consumirse en cantidad y su factura calórica es elevada. Además, son perfectamente asimilados, lo que los hace aún más ricos.

Los feculentos y los harinosos son de digestión lenta y producen fermentaciones y gases que están en la base de las flatulencias desagradables y poco elegantes.

La mayor parte de los glúcidos son alimentos de gusto muy apreciado, tanto los feculentos y los harinosos como los glúcidos de gusto azucarado. Esta predilección por el sabor azucarado es en parte innata, pero la mayoría de los psicólogos está de acuerdo en que es resultado de un largo acondicionamiento que, desde la infancia, atribuye al alimento azucarado un papel gratificante y lo asimila a una recompensa.

Por último, los glúcidos son casi siempre alimentos cuyo precio de coste es relativamente bajo, por lo que están presentes en todas las mesas, desde las más ricas a las más modestas.

En conclusión, los glúcidos son alimentos a la vez ricos, omnipresentes y de gusto tan apreciado que son a menudo alimentos de premio, y los azucarados se picotean a veces de modo compulsivo.

En el aspecto metabólico, facilitan la secreción de insulina que favorece la producción y el almacenamiento de grasas.

De todas estas razones se infiere que el glúcido es un alimento cuyo favorecimiento del sobrepeso debería haber hecho desconfiar desde hace tiempo. Esta desconfianza tiende hoy a desplazarse al cuerpo graso, el enemigo número uno del gordo. No es motivo para bajar la guardia, sobre todo en el curso de la fase de ataque, que debe ser lo más efectiva y rápida posible.

Mi plan excluye por completo todo glúcido en la fase de ataque. En el período de crucero y hasta la obtención del peso deseado, sólo autoriza las verduras de bajo contenido en azúcar.

Los otros glúcidos reaparecen en el período de consolidación pero no vuelven con una libertad absoluta, seis días de cada siete, hasta la fase de estabilización definitiva.

Los lípidos

El lípido es el enemigo por excelencia de cualquier candidato a la delgadez, ya que representa, para toda especie viva, la forma más concentrada en que se almacena la energía excedente. Para quien aspira a adelgazar, consumir grasa viene a ser como alimentarse de aquello que se quiere perder.

Desde la aparición del método Atkins, que ha abierto de par en par las puertas a los lípidos al mismo tiempo que demoniza los glúcidos, numerosos regímenes han adoptado este punto de vista. Está claro que fue un error mayúsculo, por dos motivos: el peligroso aumento de la tasa de colesterol y de triglicéridos que algunos han pagado de por vida, y que se haya bajado la guardia frente a los cuerpos grasos, lo que ha impedido para siempre cualquier forma de estabilización.

Hay dos grandes formas de lípidos: las grasas animales y las grasas vegetales.

La grasa animal, que se encuentra en estado prácticamente puro en el tocino y la manteca de cerdo, está muy presente en ciertos embutidos como los patés, el salchichón, las salchichas, los chicharrones, etc. Pero también los pueden proporcionar muchos otros animales. La oveja y el cordero, y ciertas aves de corral como el ganso y el pato, lo tienen en abundancia. El buey es mucho menos graso, sobre todo por sus trozos asados; sólo el lomo y la chuleta son trozos claramente entreverados. El caballo, en cambio, es una carne magra.

La mantequilla, derivada de la crema de leche, es un lípido prácticamente puro. La nata, más acuosa, no es menos grasa y su contenido en lípidos se aproxima al 80 %.

Entre el pescado hay cinco grandes proveedores de grasa que son fáciles de reconocer por su gusto untuoso y la piel azul: la sardina, el atún, el salmón, la caballa y el arenque. Hay que saber que estos cinco pescados, por grasos que sean, no lo son mucho más que un bistec de buey corriente. Pero sobre todo, su grasa de pescado de mares fríos es muy rica en ácidos grasos omega 3, conocidos por su acción preventiva contra las enfermedades cardiovasculares.

Los lípidos vegetales están básicamente representados por el gran registro de los aceites y la familia de los oleaginosos.

El aceite es aún más graso que la mantequilla. Y si bien ciertos aceites como el de oliva, de colza y de girasol poseen calidades nutritivas y una demostrada acción protectora del corazón y los vasos sanguíneos, todos los aceites tienen el mismo valor calórico y hay que proscribirlos de los regímenes de adelgazamiento, evitarlos en los regímenes de consolidación y recelar de ellos en la estabilización definitiva. En cuanto a los oleaginosos, cacahuetes, nueces, avellanas, pistachos, etc., son alimentos que se picotean sin querer, habitualmente consumidos a la hora del aperitivo y cuya asociación a una bebida alcohólica aumenta mucho la factura calórica de la comida siguiente.

Para quien quiera estar delgado, o aún más para quien intente adelgazar, los lípidos son portadores de todos los peligros.

- Son, para empezar, y con mucho, el nutriente más calórico: 9 calorías por gramo, es decir, dos veces más que el glúcido y la proteína, que sólo reportan 4 calorías por gramo.
- Los alimentos ricos en lípidos raramente se consumen solos. El aceite, la mantequilla y la nata atraen al pan, los feculentos, las pastas, la vinagreta, cuya combinación eleva considerablemente la factura calórica global.
- Los cuerpos grasos se asimilan un poco menos deprisa que los azúcares rápidos, pero mucho más rápido que las proteínas, y su rendimiento energético comparado aumenta en la misma proporción.
- Los alimentos grasos reducen escasamente el apetito, y el hecho de picotearlos, a diferencia de lo que ocurre con los alimentos proteicos, no reduce la importancia de la comida siguiente ni la aplaza.
- Por último, los lípidos de origen animal, la mantequilla, los embutidos y los quesos grasos de alto contenido en ácidos grasos saturados y colesterol representan una amenaza potencial para el corazón. Por este motivo no pueden, en ningún caso, como se vio en el régimen Atkins y en los que se inspiraron en él, beneficiarse de una libertad de consumo total.

Los prótidos

Las prótidos representan el tercer nutriente universal. Forman un gran grupo de productos nitrogenados entre los que se distingue la clase de las proteínas, las moléculas más lentas que entran en la constitución de los seres vivos. Los alimentos más ricos en proteínas provienen del reino animal. Su fuente más prestigiosa es la carne.

De todas las carnes animales, la de caballo es la que contiene más proteínas. El buey es ya más graso, pero también se extraen de él algunas partes magras.

Las carnes de oveja y de cordero son mucho más entreveradas, y la infiltración de grasa que atenúa su color reduce su contenido en proteínas. Por último, el cerdo, todavía más graso, no es lo bastante rico en proteínas para pertenecer al limitado grupo de los alimentos esencialmente proteicos.

Los despojos de animales son muy ricos en proteínas y muy pobres en grasas y en glúcidos salvo el hígado, que contiene una pequeña dosis de azúcar.

Las aves de corral, excepto el ganso y el pato, ofrecen una carne relativamente magra y muy rica en proteínas, sobre todo el pavo y ciertos trozos magros del pollo, como la parte blanda del ala.

Los pescados, sobre todo los blancos especialmente magros como el lenguado, la raya, el bacalao fresco o la merluza, son una mina de proteínas de alto valor biológico. Los pescados de los mares fríos como el salmón, el atún, la sardina o la caballa tienen una carne más grasa, lo que reduce un poco su contenido en proteínas; pero no dejan de ser excelentes proveedores de proteínas, singulares generadores de untuosidad en la boca y eminentes protectores de la salud cardiovascular.

Los crustáceos y el marisco son magros y carecen de glúcidos, y por lo tanto son ricos en proteínas. Tradicionalmente se desaconseja los crustáceos por su contenido en colesterol, pero éste se concentra en el coral de la cabeza del animal y no en la carne, lo que permite consumir sin temor camarones, cangrejos y otro marisco, si se toma la precaución de apartar el coral.

El huevo es una fuente interesante de proteínas. La yema contiene lípidos y bastante colesterol para que haya que evitar su abuso en caso de predisposición. En cambio, la clara es la más pura y la más completa de las proteínas conocidas, lo que le confiere estatuto de proteína de referencia para clasificar todas las demás proteínas.

Las proteínas vegetales se encuentran en la mayoría de cereales y de leguminosas, que son demasiado ricos en glúcidos para poder integrarse en un régimen que basa su eficacia en la pureza de sus proteínas. Además, exceptuando la soja, estas proteínas vegetales tienen un valor biológico mediocre y carecen cruelmente de ciertos aminoácidos indispensables, lo que impide su empleo exclusivo prolongado.

Así pues, ¿cómo se puede ser vegetariano? Todo depende de la definición de esta palabra. Si significa contentarse con suprimir la carne roja, hay muchos otros aportes animales como el pescado, el marisco, los huevos y los lácteos que aseguran un aporte mucho más que suficiente. Más complicado resulta si se refiere a todo cuanto sale de un animal que ha vivido y ha muerto para que los humanos se alimenten de él, porque sólo quedan los huevos y los productos lácteos, pero es posible y suficiente para quien no aspira a adelgazar. Por último, si se restringe a lo vegetal, el régimen que propongo se vuelve más difícil de seguir porque no deja más opción que las proteínas vegetales incompletas: hay que combinar hábilmente los cereales y las leguminosas para llegar a encontrar el conjunto de aminoácidos sin cuya totalidad no es posible fabricar las proteínas vitales.

El hombre es un cazador carnívoro

Es importante saber que el hombre ha surgido de su condición animal al hacerse carnívoro. Sus ancestros simiescos, siguiendo el ejemplo de los grandes monos antropoides actuales, eran esencialmente vegetarianos por mucho que, ocasionalmente, algunos de ellos cazaran sin vacilar otros animales para alimentarse. Fue al convertirse en cazador colectivo, y por lo tanto en consumidor de carne, cuando pudo adquirir sus facultades puramente humanas. Su organismo posee todo un sistema digestivo y excretor que le permite todavía hoy consumir carne y pescado ilimitadamente. Tanto en el aspecto metabólico como en el psicológico, estamos hechos para consumir carne animal, de mamífero, pescado o ave. Podemos prescindir de ella, sí, es posible vivir sin cazar y sin alimentarse de carne animal, PERO con ello abandonamos una parte de lo que nuestra naturaleza espera y disminuimos las repercusiones emocionales que nuestro cuerpo está programado para producir cuando le aportamos lo que espera. Quizás le parezca obvio, pero resulta crucial, ya que la finalidad de un organismo vivo animal o humano es vivir de un modo en que aquello para lo que está hecho y lo que hace estén en consonancia.

Digestión, pérdida calórica y saciedad

La digestión de las proteínas es la más larga y la más laboriosa entre las de todas las categorías de alimentos. Se necesitan más de tres horas para desintegrar y asimilar proteínas. La razón es sencilla. Sus moléculas son largas cadenas de eslabones fuertemente soldados que requieren la acción combinada de una buena masticación, una laboriosa trituración mecánica del estómago y sobre todo el ataque conjunto de diferentes jugos gástricos, pancreáticos y de la bilis, para agotar su resistencia.

Este prolongado trabajo de extracción de calorías le cuesta muy caro al organismo: se calcula que para llegar a extraer 100 calorías de un alimento proteico, hay que gastar cerca de 30. Esta particularidad se resume diciendo que la acción dinámica específica de las proteínas es del 30 %, mientras que para los lípidos es del 12 % y para los glúcidos, del 7 %.

Lo que conviene recordar de esto es que, cuando un candidato a adelgazar consume carne, pescado o un yogur desnatado, el simple hecho de digerir y asimilar le impone un trabajo, una pérdida de calorías que reduce el aporte energético de la comida. Esta característica le resulta, pues, especialmente favorable. Lo volveremos a examinar con más detalle cuando expliquemos el modo de acción del régimen de las proteínas puras.

Además, la lentitud de esta digestión y asimilación retrasa el vaciado gástrico y aumenta la sensación de hartazgo y saciedad.

El único nutriente vital e indispensable en todas las comidas

De los tres nutrientes universales, sólo las proteínas son indispensables para nuestra existencia.

Los glúcidos son, de los tres, los menos necesarios, ya que el organismo humano sabe fabricar glucosa, es decir, azúcar, a partir de la carne o de cuerpos grasos. Es lo que ocurre cuando, privados de alimentos o en régimen, extraemos grasa de nuestras reservas para transformarla en glucosa indispensable para el funcionamiento de los músculos y el cerebro.

Lo mismo sucede con los lípidos, en cuya fabricación y almacenamiento el obeso es experto a partir de sus excesos de dulces y de carne.

En cambio, el ser humano carece de medios metabólicos para sintetizar proteínas. El simple hecho de vivir, de asegurar el mantenimiento del sistema muscular, la renovación de los glóbulos rojos, la cicatrización de las heridas, el crecimiento del pelo y hasta el funcionamiento de la memoria, todas estas operaciones vitales requieren proteínas, un mínimo diario de un gramo por kilo de peso corporal.

En caso de aporte insuficiente, el organismo se ve obligado a aprovechar sus propias reservas, de los músculos sobre todo, pero también de la piel y hasta de los huesos. Es lo que ocurre cuando se siguen regímenes poco razonables como el ayuno hídrico a base de agua y nada más o el régimen de Beverly Hills, exclusivamente compuesto de fruta exótica, el famoso régimen de las estrellas de Hollywood que habrán dejado en él, si de veras lo han seguido, buena parte de su poder de seducción.

Desde hace poco en Europa, proveniente de Estados Unidos, una moda calificada de «detox», o régimen Detox, da a entender que se puede desintoxicar el organismo a fuerza de no comer durante días más que verdura y fruta. Sabiéndose de modo científicamente demostrado que, cuando pasa más de ocho horas de vida sin ingerir proteinas de buena calidad, el organismo debe recurrir a su reserva muscular para sobrevivir, se percibe la absurdidad de estas propuestas, que sólo interesan por el marketing y el polvo que echan a los ojos.

El candidato a adelgazar debe saber, pues, que un régimen, por restrictivo que sea, no puede proporcionar menos de un gramo de proteínas por día y kilo de su propio peso, y sobre todo que este aporte debe repartirse uniformemente en las tres comidas. Un desayuno insuficiente, una comida de mediodía compuesta de una tarta de hojaldre con compota y una barra con chocolate y una cena a base de pizza y fruta son comidas deficientes en proteínas que ajan la piel y deterioran la consistencia general del cuerpo.

Escaso valor calórico de las proteínas

Un gramo de proteínas sólo proporciona cuatro calorías, dos veces menos que los cuerpos grasos pero igual que el azúcar. La gran diferencia radica en que los alimentos más ricos en proteínas no tienen tanta concentración como el azúcar de mesa puede tenerla en glúcidos, y el aceite o la mantequilla en lípidos.

Todas las carnes, pescados y demás alimentos proteicos consisten sólo en un 50 % en proteínas asimilables, el resto se reduce a desechos o tejido anexo inutilizable. Un filete de pavo o un bistec de 100 g proporcionan sólo 200 calorías, y si tenemos en cuenta que el organismo debe suministrar además el 30 % del valor calórico, es decir, más de 60 calorías, sólo para asimilarlas, de esos alimentos sabrosos no quedan ni 140 calorías, esto es, el valor de una simple cucharada de aceite, que se considera tan inofensiva al verterla sobre unas hojas de lechuga. Es en esta simple constatación donde se deja ver la importancia capital de un régimen que ose proponer, durante un período limitado, la ingestión exclusiva de proteínas.

Dos inconvenientes de las proteínas

Alimentos caros: el precio de coste de los alimentos proteicos es relativamente elevado: la carne, el pescado, el marisco pueden desequilibrar un presupuesto humilde. Los huevos, las aves de corral, los despojos son más asequibles, pero no dejan de ser caros. Es una gran suerte que, después de unas décadas, la llegada de los productos lácteos 0% MG haya permitido proporcionar proteínas de excelente calidad a precios que compensan el alto coste de las comidas a base de proteínas.

Alimentos ricos en residuos: a diferencia de la mayoría de los demás alimentos, los proteicos no se desintegran por completo y, al término de su degradación, subsiste en el organismo cierta cantidad de residuos, como el ácido úrico, que hay que eliminar. En teoría, se supone que un consumo elevado de estos alimentos aumentaría el contenido de residuos y afectaría a las personas sensibles o predispuestas. En la práctica, el organismo humano, y especialmente el riñón, posee varios mecanismos de eliminación que resuelven perfectamente esta tarea, pero para realizarla, el riñón necesita imperativamente una cantidad elevada de agua. El riñón filtrará el ácido úrico de la sangre con la condición explícita de intensificar el consumo habitual de agua.

He tenido ocasión de examinar unos sesenta casos de sujetos con predisposición a la gota o que habían tenido cálculos de ácido úrico y habían seguido un régimen rico en proteínas, pero habiendo aceptado asociar un consumo diario de tres litros de agua. Quienes seguían un tratamiento de protección lo conservaron, a los otros no se les impuso. En ninguno se produjo un aumento del índice de ácido úrico durante este régimen. En una tercera parte incluso se redujo.

Por lo tanto, es esencial beber en el curso de toda alimentación rica en proteínas, sobre todo en fases compuestas exclusivamente de alimentos proteicos.

Es una buena ocasión para hablar de una acusación contra las proteínas que han lanzado los sempiternos gruñones y proveedores de rumores que da a entender que los alimentos ricos en proteínas podrían fatigar, o sea dañar, los riñones. ¡Los mismos aguafiestas que le dan la vuelta a todo han prolongado su ofensiva con la afirmación de que hasta el agua podía resultar tóxica para el riñón en una dosis de 1,5 litros al día! En 30 años de ejercicio y de práctica diaria de este régimen abierto a los alimentos proteicos y de insistir en la obligación de beber al menos un litro y medio de agua, no he oído ni rastro de protesta. Incluso he recogido 30 casos de pacientes con un solo riñón y que han adelgazado sin notar ninguna modificación en sus marcadores renales. Aparte de los agoreros de siempre y los transmisores de rumores, hay también personas mezquinas, celosas y, sobre todo, que tienen mucha necesidad de adelgazar pero que carecen del valor y tratan de impedir que los demás lo intenten. A esos les digo: ¡Únanse a nosotros y bebamos juntos!

En conclusión

Conviene dejar sentada una serie de principios fundamentales que un buen régimen de adelgazamiento tiene que respetar:

- El gran enemigo de quien se dispone a empezar un régimen de adelgazamiento son, sin lugar a dudas, los lípidos o los cuerpos grasos animales y vegetales. Incluso sin tener en cuenta el contenido en lípidos de carnes y pescados, el mero recuento de aceites y salsas y fritura, mantequilla y la nata para preparar guarniciones, así como de las grasas de quesos y embutidos, basta para conceder a estos lípidos la palma del aporte calórico. Un régimen eficaz y coherente debe empezar por reducir o eliminar los alimentos que los contienen en abundancia. ¡No se puede perder grasa comiendo la de otros!

- Hay que saber también que las grasas animales son las únicas proveedoras de colesterol y de triglicéridos. Por eso conviene reducirlas sistemáticamente en caso de predisposición al riesgo cardiovascular y a la hipercolesterolemia.
- El otro enemigo del candidato a adelgazar es el glúcido simple. No el azúcar lento del cereal integral o de la leguminosa sino el azúcar rápido, el azúcar de mesa de asimilación tal vez instantánea y cuya sola presencia facilita el paso y la absorción del resto. Camuflado detrás de su gusto azucarado, alimento de picoteo por excelencia, puede hacer olvidar su alta concentración en calorías.
- Las proteínas tienen un valor calórico moderado: 4 calorías por gramo.
- Los alimentos más ricos en proteínas, como la carne o el pescado, poseen una trama de tejido conjuntivo muy resistente a la digestión que impide que su asimilación sea completa. La pérdida de beneficios energéticos asociada a esta característica de las proteínas es agua de mayo para el gordo en régimen, por definición un gran asimilador de calorías que habitualmente aprovecha cualquier manjar.
- La acción dinámica específica de las proteínas representa el coste calórico de su desintegración en el curso de la digestión. Este gasto hay que restarlo de su aporte energético y realiza un ahorro suplementario del 30 %, muy superior al de todos los demás alimentos.
- No hay que seguir nunca un régimen con menos de 60-80 g de proteínas puras, a riesgo de saquear los propios músculos o de ajar la piel.
- No hay que tener miedo del ácido úrico, desecho natural de las proteínas, que se elimina por completo con la toma diaria de un litro y medio de agua.
- Hay que recordar que cuanto más lenta es la asimilación de un alimento, más tarde reaparecerá el hambre.

Los alimentos azucarados son los que se absorben y asimilan de modo más rápido y masivo, antes que los alimentos grasos y, por último, las proteínas. Que las personas que siempre andan acosadas por el hambre extraigan sus propias conclusiones.

Las proteínas puras

El motor del plan Dukan

Antes de seguir avanzando, permítame explicarme en un punto que podría parecerle presuntuoso: que hable de un régimen al que he añadido mi apellido. En 2000, había bautizado este plan «Protal» para indicar que alternaba fases de proteínas y de proteínas + verduras.

Con los años, mis lectores me han hecho el honor de poner mi apellido a este régimen. Hoy existen clubs de dukanianos, dukanetes, dukanons, la dudufamily..., muestras de proximidad afectiva que no le gustan a mi hija, mi querida hija Maya, tan celosa de su padre, pero que a mí me hacen feliz. Por eso me tomo esta libertad, pero a partir de ahora ya saben el motivo.

El plan Dukan consiste en cuatro regímenes sucesivos que se articulan entre sí para llevar al gordo hasta el peso estipulado y permanecer en él.

Estos cuatro regímenes sucesivos y de apertura progresiva están concebidos para producir, respectivamente:

- El primero, un arranque relámpago y una pérdida de peso intensa y estimulante.
- El segundo, un adelgazamiento regular que lleve de un tirón hasta el peso deseado: el Peso Justo de cada cual.

- El tercero, una consolidación del peso recién adquirido y todavía inestable durante un período fijado en 10 días por cada kilo perdido.
- El cuarto, una estabilización definitiva a partir de tres medidas simples, concretas, directivas, hipereficaces pero innegociables y que hay que aplicar toda la vida: los jueves de proteínas, la renuncia a los ascensores y las 3 cucharadas de salvado de avena.

Cada uno de estos cuatro regímenes tiene un modo de acción y una misión particular que cumplir, pero los cuatro sacan su fuerza y eficacia decreciente de la utilización de las proteínas puras: al principio puras en el ataque, después asociadas a las verduras en el crucero, después abiertas a los alimentos de la consolidación y por último de nuevo puras pero un solo día a la semana en la estabilización definitiva.

Con este régimen utilizado en estado puro y sin división, con una duración según el caso de entre 2 y 7 días, la fase de ataque arranca con fuerza gracias al efecto sorpresa.

Es este mismo régimen el que, utilizado en alternancia, confiere poder y ritmo al régimen de las Proteínas Alternativas que lleva de un tirón hasta el peso deseado.

Es también este régimen el que, utilizado puntualmente, constituye la base de la fase de consolidación, período de transición entre el régimen estricto y el no régimen.

Es este régimen, por último, el que un solo día por semana, pero el resto de la vida, autoriza una estabilización definitiva y, a cambio de este esfuerzo puntual, permite comer sin culpabilidad ni restricción particular los otros seis días de la semana.

Si el bloque de 72 alimentos ricos en proteínas poco grasas constituye el motor de mi plan y de sus cuatro regímenes sucesivos, ahora, antes de pasar a su puesta en práctica, tenemos que describir su modo de acción muy particular, explicando la impresionante eficacia a fin de utilizar todos sus recursos.

¿Cómo funciona el régimen de proteínas puras? Es el objeto de este capítulo.

¿Dónde se encuentran las proteínas puras?

Las proteínas forman la trama de la materia viva, tanto animal como vegetal, es decir, que se encuentran en la mayoría de los alimentos. Pero el régimen de las proteínas, para desarrollar su modo de acción peculiar y todas sus potencialidades, debe componerse de alimentos lo más próximos posible a la pureza en proteínas. En la práctica, aparte de la clara de huevo, ningún alimento posee esta pureza.

Los vegetales, por muchas proteínas que contengan, son siempre demasiado ricos en glúcidos —es el caso de todos los cereales y de todos los harinosos, leguminosas y diversos feculentos, incluyendo los brotes y el germen de soja, conocida por la calidad de sus proteínas pero demasiado grasa y rica en glúcidos—, lo que impide utilizar aquí cualquier vegetal.

Lo mismo cabe decir de ciertos alimentos de origen animal, con más proteínas que los vegetales pero demasiado grasos. Es el caso del cerdo, de la oveja y el cordero, de algunas aves de corral demasiado grasas como el pato y el ganso, y ciertas partes de buey y de ternera.

Sin embargo, hay algunos alimentos de origen esencialmente animal que, sin llegar a la pureza de proteínas, se acercan a ella y que, por eso mismo, serán los principales actores de mi plan.

- El caballo, con excepción de los delgados.
- El buey, excepto el lomo, la chuleta y todas las partes que se asan y de cocido.
- La ternera asada.
- Las aves de corral, salvo el pato y el ganso.
- Todos los pescados, incluyendo el pescado azul, cuya grasa, muy protectora del corazón y las arterias humanas, los hace aceptables aquí.
- Los crustáceos y el marisco.

- Los huevos, cuya clara, con su pureza proteica, tiene el problema del ligero contenido en grasa de la yema.
- Los lácteos descremados son muy ricos en proteínas y están completamente libres de materias grasas. No obstante, contienen una pequeña cantidad de lactosa, azúcar natural de leche equivalente a la fructosa de la fruta. La escasez de glúcidos y la importancia gustativa de estos alimentos les permite, a pesar de todo, conservar su lugar en esta selección de alimentos esencialmente proteicos que forman el poder de ataque de mi plan.

¿Cómo actúan las proteínas?

La pureza de las proteínas reduce su aporte calórico

Todas las especies animales se nutren de alimentos compuestos de una combinación de los tres únicos nutrientes conocidos: las proteínas, los lípidos y los glúcidos. Pero para cada especie hay una proporción ideal y específica de estos tres nutrientes. En el hombre es, esquemáticamente, de 5-3-2, es decir, 5 partes de glúcidos, 3 partes de lípidos y 2 partes de proteínas, composición bastante parecida a la de la leche materna.

Cuando la composición del bolo alimenticio respeta esta cifra de oro específica, la asimilación de las calorías en el intestino delgado se efectúa con un máximo de eficacia, y su rendimiento es tan alto que puede facilitar la pérdida de peso.

Inversamente, basta con modificar esta proporción óptima para perturbar la absorción de calorías y reducir en la misma proporción el rendimiento de los alimentos. En teoría, la modificación más radical que pueda concebirse, la que reduciría más intensamente la absorción de calorías, consistiría en restringir la alimentación al consumo de un solo nutriente.

En la práctica, aunque se haya intentado en Estados Unidos con los glúcidos (el régimen de Beverly Hills sólo suministraba frutas exóticas) y con las grasas (régimen esquimal), la alimentación limitada sólo a los azúcares o sólo a las grasas es difícil de llevar a cabo y tiene graves consecuencias para la salud. El exceso de azúcares propiciaría la aparición de diabetes, y el exceso de grasas, además de la sensación de asco inevitable, supondría un riesgo grave de exceso de grasa en el sistema cardiovascular. Además, la falta de proteínas indispensables para la vida obligaría al organismo a sustituirlas con sus reservas musculares.

Así pues, la alimentación limitada a un único nutriente sólo es concebible para las proteínas, solución aceptable en el aspecto gustativo, que evita el riesgo de engrasamiento arterial y que, por definición, excluye cualquier carencia de proteínas.

Cuando se llega a instaurar una alimentación limitada a las proteínas, el órgano asimilador tiene grandes dificultades para procesar un bolo alimenticio para el que no está programado y no puede aprovechar del todo su contenido calórico. Se encuentra en la situación de un motor de dos tiempos de motocicleta o de barco, concebido para funcionar con una mezcla de gasolina y de aceite, que se intentara hacer funcionar sólo con gasolina y que, después de petardear, se ahogara por no poder utilizar el carburante.

Del mismo modo, cuando el organismo se nutre de alimentos de fuerte componente proteico, se contenta con retener las proteínas indispensables para su supervivencia y el mantenimiento prioritario de sus órganos (músculos, glóbulos, piel, cabellos, uñas) y utiliza mal y poco el resto de las calorías suministradas.

La asimilación de las proteínas comporta un fuerte gasto calórico

Para entender esta segunda propiedad de las proteínas que contribuye a la eficacia del régimen, es necesario familiarizarse con la noción de ADE o acción dinámica específica de los alimentos. El ADE representa el esfuerzo o el gasto que debe hacer el organismo para desintegrar un alimento hasta reducirlo al estado de enlace de base, la única forma en la que puede pasar a la sangre. Esto representa un trabajo cuya importancia varía con la consistencia y la estructura molecular del alimento.

Cuando se consumen 100 calorías de azúcar de mesa, glúcido rápido por excelencia compuesto de moléculas simples y poco agregadas, se asimilan rápidamente, y este trabajo de absorción sólo cuesta 7 calorías al organismo. Por lo tanto, quedan 93 utilizables. El ADE de los hidratos de carbono es del 7 %.

Cuando se consumen 100 calorías de mantequilla o de aceite, la asimilación es algo más laboriosa, y este trabajo cuesta 12 calorías, y sólo deja al organismo 88 calorías residuales. El ADE de los lípidos pasa entonces al 12 %.

Por último, para asimilar 100 calorías de proteínas puras, clara de huevo, pescado magro o queso blanco magro, el añadido es enorme, porque las proteínas están compuestas por un agregado de cadenas de moléculas muy largas cuyos eslabones de base, los aminoácidos, están vinculados por un enlace muy fuerte que requiere un trabajo infinitamente más costoso. Este gasto calórico de simple absorción es de 30 calorías, y sólo deja al organismo 70 calorías, es decir, una ADE del 30 %.

La asimilación de las proteínas, verdadero trabajo interno, es responsable de una liberación de calor y de una elevación de la temperatura del cuerpo. Por eso se desaconseja bañarse en agua fría después de una comida rica en proteínas, pues la diferencia de temperatura puede ocasionar una hidrocución.

Esta característica de las proteínas, molesta para los bañistas apresurados, es una bendición para el gordo, tan dotado del arte de asimilar las calorías. Le permitirá realizar una economía indolora y alimentarse más cómodamente sin sufrir la sanción inmediata.

Al fin y al cabo, en un consumo proteico de 1.500 calorías, que son un aporte sustancial, después de la digestión sólo quedan en el organismo 1.000 calorías. Es una de las claves del plan Dukan y una de las razones estructurales de su eficacia. Pero eso no es todo...

Las proteínas puras reducen el apetito

En efecto, la ingestión de alimentos azucarados o de cuerpos grasos, que se digieren y asimilan con facilidad, produce una saciedad superficial, pronto sumergida por el retorno del hambre. Estudios recientes han demostrado asimismo que picotear alimentos azucarados o grasos no retrasa ni la aparición del hambre ni las cantidades ingeridas en la comida siguiente. En cambio, picotear alimentos proteicos aplaza la comida siguiente y reduce las cantidades ingeridas.

Además, el consumo exclusivo de alimentos proteicos implica la producción de cuerpos cetónicos, poderosos disuasores del hambre naturales responsables de una saciedad duradera. Después de dos o tres días de una alimentación limitada a proteínas puras, el hambre desaparece por completo y el plan Dukan puede proseguirse evitando la amenaza natural que pesa sobre la mayor parte de los demás regímenes: el hambre.

Las proteínas puras combaten el edema y la retención de agua

Algunos regímenes o tipos de alimentación son conocidos por ser «hidrófilos» y favorecer la retención de agua y las hinchazones, que son su consecuencia inmediata, como es el caso de los regímenes de predominio vegetal, ricos en fruta, en verduras y en sales minerales.

Las alimentaciones ricas en proteínas son lo opuesto a los regímenes más bien «hidrófugos» que facilitan la eliminación urinaria y por tanto el secado de los tejidos saturados de agua, tan preocupantes en el período premenstrual o durante la premenopausia.

El régimen de ataque, compuesto exclusivamente de proteínas lo más puras posible, es de todos los regímenes el que expulsa mejor el agua.

Esta característica representa una ventaja particular para la mujer. En efecto, cuando un hombre engorda es principalmente porque come demasiado y almacena en forma de grasa el excedente calórico.

En el caso de la mujer, el mecanismo de adquisición de peso es a menudo más complejo y está relacionado con una retención de agua que frena y reduce los efectos de los regímenes.

En algunos momentos del ciclo menstrual, en los cuatro o cinco días que preceden a la regla o a ciertas encrucijadas de la vida femenina, la pubertad anárquica, la premenopausia interminable o incluso en el corazón de la vida genital por efecto de desórdenes hormonales, las mujeres, sobre todo las que tienen sobrepeso, empiezan a retener agua y sienten que se vuelven esponjosas, hinchadas, el rostro inflado al despertar, que no pueden quitarse los anillos de los dedos embutidos y sienten las piernas pesadas y los tobillos hinchados. Esta retención va acompañada de un aumento de peso habitualmente reversible pero que puede convertirse en crónico.

Puede suceder incluso que estas mujeres, para recuperar la línea y evitar esta hinchazón, se pongan a régimen y constaten con sorpresa que los medios que intervenían habitualmente cuando llegaban al límite del sobrepeso resultaban inoperantes.

En todos estos casos, que no son raros, las proteínas puras, tal como se encuentran conjuntadas en mi régimen de ataque, tienen una acción a la vez decisiva e inmediata. En unos días, hasta en unas horas, los tejidos saturados de agua se secan con una sensación de bienestar y de ligereza que repercute enseguida en el equilibrio y refuerza la motivación.

Las proteínas puras aumentan la resistencia del organismo

Se trata de una propiedad bien conocida entre los nutricionistas y observada desde siempre por el profano. Antes de la erradicación antibiótica de la tuberculosis, una de las bases clásicas del tratamiento era la sobrealimentación con aumento notable de la proporción de proteínas. En Berk, pequeña ciudad de la costa de Francia, se llegó a obligar a los adolescentes a beber sangre animal. En la actualidad, los preparadores aconsejan una alimentación de fuerte contenido proteico a los deportistas que exigen mucho a su organismo. Los médicos hacen lo mismo para aumentar la resistencia a la infección, en las anemias o para acelerar la cicatrización de las heridas.

Es útil servirse de esta ventaja, porque adelgazar, sea poco o mucho, siempre debilita un poco el organismo. He observado personalmente que el período inaugural del plan, compuesto exclusivamente de proteínas lo más puras posible, era su fase más estimulante. Algunos pacientes me han indicado incluso que había tenido en ellos un efecto euforizante, tanto físico como mental, y eso desde el fin del segundo día.

Las proteínas puras permiten adelgazar sin pérdida de musculatura ni ablandamiento de la piel

Esta constatación no tiene nada de sorprendente si se sabe que la piel, su tejido elástico y el conjunto de los músculos del organismo están formados básicamente por proteínas. Un régimen con insuficiencia de proteínas obligaría al cuerpo a utilizar las de sus propios músculos y piel, lo que haría perder a ésta su elasticidad, sin hablar del debilitamiento de los huesos a menudo ya amenazados de la mujer menopáusica. La combinación de estos efectos produce un envejecimiento de los tejidos, de la piel, los cabellos y la apariencia general que el entorno suele percibir y que por sí solo puede interrumpir prematuramente el régimen.

A la inversa, un régimen rico en proteínas y, con más razón, un régimen compuesto exclusivamente de proteínas como el que inaugura el plan Dukan, no tiene motivos para lanzarse sobre las reservas del organismo, porque ya proporciona muchas. En estas condiciones, el adelgazamiento rápido y tonificante conserva la firmeza de los músculos y el brillo de la piel, y permite adelgazar sin envejecer demasiado.

Esta particularidad del plan Dukan puede parecer secundaria a las mujeres jóvenes y redondas, musculadas y de piel gruesa, pero resulta capital para las mujeres que se aproximan a los cincuenta y por lo tanto a la menopausia o que tienen la mala suerte de poseer escasa musculatura o sobre todo una piel delicada y fina. Porque, aprovechemos para comentarlo, hoy se ven demasiadas mujeres que se enfrentan a su silueta pensando sólo en la balanza. El peso no puede ni debe tener este papel exclusivo; el brillo de la piel, la consistencia de los tejidos y la tonicidad general del cuerpo son sendos parámetros que interfieren en la imagen exterior de una mujer.

Este régimen debe ser muy rico en agua

El problema del agua es siempre un poco desconcertante. Abundan las opiniones y los rumores sobre este tema, pero muy a menudo se encuentran personas pseudoautorizadas que afirman lo contrario de lo que se ha oído el día anterior.

Ahora bien, el problema del agua no es un simple concepto de marketing dietético, un sonajero para divertir a los candidatos a adelgazar. Es una cuestión de la máxima importancia que, a pesar del inmenso esfuerzo combinado de la prensa, los médicos, las empresas que comercializan aguas y de la simple sensatez, no ha convencido nunca del todo al público ni en particular al sujeto que sigue el régimen.

Para simplificar, puede parecer esencial y prioritario quemar calorías para obtener una fuente de reservas de grasas, pero esta combustión, por necesaria que sea, no es suficiente. Adelgazar consiste tanto en quemar como en eliminar.

¿Qué pensaría un ama de casa de una colada o de una vajilla lavada pero no enjuagada? Pues lo mismo cabe decir de un adelgazamiento, y es indispensable que en este punto las cosas estén claras. Un régimen que no va acompañado de suficiente agua es un mal régimen: no sólo es poco eficaz, sino que acarrea una acumulación de desechos dañinos.

El agua purifica y mejora los resultados del régimen

La simple constatación empírica demuestra que cuanto más se bebe y más se orina, más opciones tienen los riñones de eliminar los residuos provenientes de los alimentos quemados. Así pues, el agua es el mejor de los diuréticos naturales. Resulta sorprendente constatar cuán poca gente bebe lo suficiente.

Las mil tentaciones del día a día aplazan y terminan por ocultar la sensación natural de sed. Van pasando los días y los meses, desaparece y deja de cumplir su papel de alarma de la deshidratación de los tejidos.

Muchas mujeres, que tienen las vejigas más sensibles y pequeñas que los hombres, vacilan en beber para evitar los desplazamientos incesantes o las necesidades inoportunas durante la actividad profesional o en el curso de desplazamientos o incluso por alergia a los aseos públicos.

Pero lo que puede aceptarse en condiciones normales deja de serlo en el curso de un régimen de adelgazamiento, y si los argumentos higiénicos se revelan ilusorios, hay uno que siempre termina por convencer, el siguiente:

Intentar adelgazar sin beber no sólo es tóxico para el organismo, sino que puede reducir y hasta bloquear totalmente la pérdida de peso y echar a perder muchos esfuerzos. ¿Por qué?

Porque el motor humano que consume sus grasas durante un régimen funciona como cualquier motor de combustión. La energía quemada libera calor y residuos.

Si los riñones no eliminan regularmente estos residuos, su acumulación más abajo termina tarde o temprano por interrumpir la combustión e impedir cualquier pérdida de peso, y eso, incluso siguiendo el régimen a la perfección. Es como un motor de coche al que se obturara el tubo de escape o una lumbre a la que no se limpiara la ceniza: ambos acabarían por ahogarse y apagarse bajo la acumulación de residuos.

Los extravíos nutricionales del gordo y la acumulación de malos tratamientos y de regímenes excesivos o incoherentes acaban volviéndole los riñones perezosos. Más que todo lo demás, el obeso necesita grandes cantidades de agua para volver a poner en funcionamiento sus órganos excretores.

Al principio, la operación puede parecer desagradable y fastidiosa, sobre todo en invierno, pero a fuerza de insistir el hábito termina por arraigar y, reforzado por la agradable sensación de lavarse interiormente y adelgazar mejor, a menudo se convierte en una necesidad.

El agua y las proteínas puras combinadas ejercen una potente acción sobre la celulitis

Esta propiedad sólo concierne a las mujeres, porque la celulitis es una grasa sometida a influencia hormonal que se acumula y permanece aprisionada en los puntos más femeninos del organismo: los muslos, las caderas y las rodillas.

En esta afección rebelde en la que muchas veces el régimen no puede hacer nada, he constatado personalmente que el régimen de las proteínas puras asociado a una reducción de sal y a un mayor consumo de agua poco mineralizada permite obtener una pérdida de peso más armónica, con adelgazamiento moderado pero real de zonas tan rebeldes como las pistoleras o el interior de las rodillas.

Comparada con otros regímenes seguidos por una misma paciente en diferentes momentos de su vida, esta combinación es la que, para un mismo peso perdido, origina la mejor reducción global de contorno de cadera y de muslos.

Estos resultados se explican por el efecto hidrófugo de las proteínas y la intensa filtración del riñón debido al aporte masivo de agua. El agua penetra todos los tejidos, incluyendo la celulitis. Entra pura y virgen y sale cargada de sal y de residuos. A esta acción de desalar y de vertido se añade el potente efecto de combustión de las proteínas puras, y todo concurre en una acción modesta y parcial, sí, pero infrecuente y distinta de la mayor parte de los demás regímenes, que no tienen ningún efecto específico sobre la celulitis.

En qué momentos hay que beber agua

Numerosas supervivencias de información de otras épocas pero todavía en vigor en el inconsciente colectivo siguen haciendo creer que es preferible beber entre comidas para evitar que los alimentos secuestren el agua.

Este evitar las comidas no sólo carece de cualquier fundamento fisiológico, sino que en muchos casos funciona a la inversa. Si no se bebe durante las comidas, en el momento en que se desea y es tan fácil y agradable, se corre el riesgo de quedarse sin sed y, bajo el fuego de las actividades cotidianas, olvidarse de beber durante el resto del día.

En el curso del régimen Dukan, y muy especialmente del período de ataque con proteínas alternadas, es indispensable, salvo caso excepcional de retención de agua de origen hormonal o de insuficiencia renal, beber un litro y medio de agua, si es posible mineral pero también en cualquier otra forma de líquido: té, café o tisana.

Una taza de té en el desayuno, un gran vaso por la mañana, dos más en la comida del mediodía y un café para cerrarla, un vaso por la tarde y dos en la cena: así se beben fácilmente dos litros.

Numerosos pacientes me han dicho que, para beber sin sed, habían adquirido la costumbre, poco elegante pero afirmaban que eficaz, de beber directamente de la botella.

¿Qué agua beber?

- Las aguas más adecuadas para el período de ataque, exclusivamente de proteínas, son las poco mineralizadas, ligeramente diuréticas y laxantes. Las más conocidas son Bezoya, Solán de Cabras o Évian. Evite el agua de Vichy y de Badoit, la San Pellegrino y Quaysac, que son buenas aguas pero demasiado saladas para beberlas en cantidades tan grandes.

- La Hydroxidase es un agua de manantial especialmente útil en los regímenes de desintoxicación, y particularmente en el caso de sobrepeso asociado a una celulitis difusa de los miembros inferiores. Esta agua, vendida en farmacias en frasco monodosis, puede combinarse útilmente con mi plan, a razón de un solo frasco por la mañana en ayunas.
- Quienes tengan el hábito de beber agua del grifo pueden seguir haciéndolo, pues lo esencial es la cantidad que se bebe, suficiente por sí misma para despertar los riñones, más que la composición particular de esta agua.
- Lo mismo vale para todas las infusiones y tisanas, té, verbena, tila o menta diversas, que seducirán a quienes estén acostumbrados a su ritual de taza y prefieran beber caliente, especialmente en invierno para entrar en calor.
- En cuanto a los refrescos light, todos excepto la Orangina light, deliciosa pero con algunas calorías más cada 100 g que los otros, los considero grandes aliados en la lucha contra el sobrepeso. No obstante, la Coca-Cola light lidera indiscutiblemente el mercado, pues su distribución iguala en la actualidad la de la versión clásica, con mucho azúcar. Yo no sólo la autorizo, sino que la aconsejo, y por varias razones. En primer lugar, muy a menudo permite completar los dos litros de líquido que se piden. Además, su contenido en azúcares y en calorías es prácticamente nulo, una caloría por vaso suma apenas el valor de un cacahuete por botella familiar. Por último, y sobre todo, la Coca-Cola light es, igual que la tradicional, una hábil mezcla de sabores intensos cuyo uso repetido, particularmente para la persona ávida de sensaciones azucaradas que siempre anda picando, puede reducir las apetencias. Muchos pacientes me han contado que en el curso del régimen les ayudó el uso reconfortante y lúdico de esos refrescos light.

Una sola excepción al uso de los refrescos light: el régimen del niño o el adolescente, pues la experiencia demuestra que a estas edades el efecto de sustitución del «falso azúcar» no es eficaz y reduce muy poco la demanda de azúcar. Además, este uso no limitado de azúcar puede crear un hábito de beber sin sed sólo por placer, hábito capaz de predisponer a dependencias posteriores más preocupantes.

El agua es un verdadero saciante natural

En el lenguaje corriente se asimila a menudo la sensación de estómago vacío con la de hambre, lo que no es del todo falso. El agua que se bebe durante las comidas y se mezcla con los alimentos aumenta el volumen total del bolo alimenticio y origina una distensión del estómago y una sensación de estar lleno que son los primeros signos de la saciedad. Razón de más para beber en la mesa, pero la experiencia demuestra que este efecto de ocupación y el gesto de llevar a la boca funcionan también fuera de las comidas, por ejemplo, en la zona horaria más peligrosa del día, entre las 17 y las 20 horas. Muchas veces basta un gran vaso de cualquier bebida para moderar los deseos alimenticios.

Hoy surge un nuevo tipo de hambre entre las poblaciones más ricas del mundo: el hambre autoimpuesto del occidental asediado por la gama infinita de alimentos que tiene a disposición, pero que no puede tocar sin envejecer o morir.

Sorprende constatar que mientras individuos, instituciones y laboratorios farmacéuticos sueñan con descubrir el disuasor del hambre ideal y eficaz, hay una mayoría de seres a los que el problema afecta de lleno que ignoran o, aún peor, rechazan el uso de un medio tan simple, puro y confirmado como el agua para calmar el apetito.

Este régimen debe ser pobre en sal

La sal es un elemento indispensable para la vida, y está presente en grados diversos en todos los alimentos. La sal añadida es siempre superflua, no es más que un condimento que modifica el gusto de los alimentos, aguza el apetito y se utiliza con demasiada frecuencia por costumbre.

El régimen pobre en sal no representa ningún peligro

Se puede y se debería llevar una vida pobre en sal. Los cardiacos, los aquejados de insuficiencias renales y los hipertensos tienen siempre un régimen pobre en sal sin que se les detecten nunca carencias. No obstante, los sujetos por naturaleza hipotensos, acostumbrados a vivir con la tensión baja, deben tomar una precaución. Un régimen que restrinja demasiado la sal, sobre todo si se combina con un fuerte consumo de agua, puede aumentar el filtrado de sangre, lavarla y, por eso mismo, reducir su volumen y reducir la tensión arterial, y si ésta es ya de por sí baja, puede haber fatiga y sensaciones de vértigo al incorporarse. Estos sujetos se limitarán a no abusar de la sal y evitarán beber más de un litro y medio de agua al día.

Una alimentación demasiado salada, en cambio, retiene y fija el agua en los tejidos

En los países cálidos se distribuyen habitualmente bolsitas de sal a los trabajadores manuales para evitar que se deshidraten bajo el sol.

En la mujer, sobre todo la que se encuentra bajo fuerte influencia hormonal, en período premenstrual o en premenopausia, o incluso si está embarazada, varias partes del cuerpo pueden volverse esponjosas y retener cantidades de agua impresionantes.

En tales mujeres, este régimen, hidrófugo por excelencia, desarrolla toda su eficacia si se reduce hasta el mínimo la cantidad de sal absorbida, lo que permite que el agua bebida atraviese más rápidamente el organismo, medida en todo punto comparable a la que se impone en un tratamiento de cortisona.

En este aspecto, a menudo se oyen quejas de personas que han ganado uno y hasta dos kilos en una noche, después de desviarse mucho de un régimen. Sucede también que semejante aumento de peso no está justificado por una verdadera infracción del régimen. Cuando se analiza la comida que lo ha causado, no se encuentra nunca la cantidad necesaria para el aumento de dos kilos reales, es decir, 18.000 calorías, que es imposible ingerir en un lapso de tiempo tan breve. Se trata sólo de la combinación de una comida demasiado salada y regada, pues la sal y el alcohol combinan sus efectos para aminorar el paso del agua bebida. No hay que olvidar que un litro de agua pesa un kilo, y que 9 g de sal retienen un litro en los tejidos durante un día o dos.

Si en el curso del régimen se le impone una comida profesional o familiar en que se infringen las consignas, evite tomar demasiada sal y demasiada agua y sobre todo pesarse al día siguiente, porque un aumento de peso brutal e injustificado puede desanimarle y socavar su determinación y confianza. Espere al día siguiente o mejor al otro e intensifique el régimen, el consumo de agua poco mineralizada y la restricción de sal, tres medidas suficientes para recuperar el nivel anterior.

La sal acrecienta el apetito y su reducción lo calma

Está demostrado: los platos salados incrementan la salivación y la acidez gástrica, lo que estimula el apetito.

A la inversa, los platos con poca sal estimulan escasamente las secreciones digestivas y no actúan sobre el apetito. Por desgracia, la falta de sal también calma la sed, y el sujeto del régimen Protal tiene que imponerse un alto nivel de bebida los primeros días, para activar la necesidad de agua y la vuelta de la sed natural.

En conclusión

El régimen de proteínas puras, régimen inaugural y motor principal de los cuatro regímenes integrados que componen mi plan, no es un régimen como los otros. Es el único que sólo utiliza una familia de nutrientes y una categoría definida de alimentos con un contenido máximo de proteínas.

En este régimen y en el desarrollo de todo el plan, hay que prescindir de cualquier referencia a las calorías y a su recuento. Consumir pocas o muchas tiene escasa incidencia en los resultados; lo esencial es permanecer dentro de esta categoría de alimentos.

Del mismo modo, el secreto reconocido de las dos primeras fases del plan, de adelgazamiento propiamente dicho, es comer mucho, o sea, comer de forma preventiva, antes de sentir hambre, que cuando se manifiesta es incontrolable y no se contenta con las proteínas autorizadas sino que precipitará al imprudente hacia alimentos de pura gratificación, poco valor nutritivo pero fuerte carga emocional, azucarados y untuosos, ricos y desestabilizadores.

Así pues, la eficacia de este régimen está completamente vinculada a la selección de alimentos, y es altamente efectivo en la medida en que la alimentación se limita a esta categoría, de lo contrario se aminora mucho y acaba volviendo a la triste regla del recuento de calorías. Sin lugar a dudas, con este régimen se sale del sistema de las **calorías** y se pasa al de las **categorías**. Por eso no hay ninguna necesidad de contar, sólo de permanecer dentro de sus fronteras. Pero si sale de la lista de los alimentos autorizados, deja de tener derecho a las cantidades y tiene que volver a contar el número de calorías que se mete en la boca.

Por consiguiente, es un régimen que no puede hacerse a medias. Responde a una ley general de todo o nada que explica no sólo su eficacia metabólica, sino su formidable impacto psicológico en el gordo, que también funciona según esta misma ley de los extremos.

Temperamento excesivo, tan ascético en el esfuerzo como relajado en los abandonos, el gordo halla en este régimen un arranque hecho a su imagen en cada una de las cuatro etapas.

Estas afinidades entre el perfil psicológico y la estructura del régimen crean un encuentro cuya importancia resulta difícil de entender para el profano, pero que, en la práctica, es decisivo. Esta adaptación recíproca genera una fuerte adhesión al régimen que facilita el adelgazamiento pero se manifiesta plenamente en la estabilización definitiva, cuando todo se basa en un solo día de régimen de proteínas por semana, un día de redención, un golpe tan puntual como eficaz que, por sí mismo y en esta forma, pueden aceptar todas las personas que luchan desde hace tiempo contra su predisposición al sobrepeso.

Práctica del plan Dukan

Llega ahora al momento decisivo de la puesta en práctica de mi plan. Ya sabe todo lo necesario para la comprensión de su funcionamiento y la eficacia de los cuatro regímenes incluidos en él.

En este preámbulo teórico, he intentado también hacerle entender que no se es gordo por casualidad y que el incremento de peso que ha experimentado, y que ahora desea dejar atrás, es una parte de usted mismo, rechazada, sí, pero que refleja su temperamento, su psicología y, por tanto, su identidad.

Es un reflejo tanto de sus genes como de su tendencia habitual a engordar, tanto del funcionamiento de su metabolismo como de su carácter, afectividad y emociones y, a menudo, de la manera peculiar de utilizar el placer que le proporcionan los alimentos para mitigar los pequeños y grandes disgustos que da la vida.

Eso significa que el asunto no es tan sencillo como parece y explica por qué han fracasado tantos otros, y tal vez usted también en el pasado, y por qué tantas dietas acaban en fracaso.

Obviamente, la lucha contra una fuerza tan poderosa como es la necesidad de comer, una fuerza casi animal que surge de las profundidades, indomable, y que echa por tierra todos los argumentos de la razón, no puede basarse únicamente en un conocimiento racional de la alimentación, por inteligente que sea, y en la esperanza de que el gordo se autocontrole.

Para tener una posibilidad de oponerse a la violencia del instinto, hay que combatirlo en su propio campo, con unos recursos, un lenguaje y unos argumentos sacados del mismo nivel instintivo.

La necesidad de seducir, la necesidad de bienestar, el miedo a la enfermedad, la necesidad de pertenecer a la comunidad y de conformarse a los criterios del entorno están vinculadas a ese nivel; son las únicas defensas instintivas capaces de motivar y estimular al gordo hoy en día, pero se derrumban tan pronto como aparecen los primeros resultados, mejora la imagen, se afloja la tirantez de la ropa o se atenúa el jadeo al subir escaleras.

Pero sobre todo, para que exista una posibilidad de que el gordo se ciña a una dieta o, mejor aún, a un plan global, y lo acate, tiene que recurrir a otro impulso instintivo, el argumento de autoridad.

Por lo tanto, tiene que formularlo una autoridad exterior a él, una voluntad que sustituya a la suya y que se exprese con consignas concretas, que no dejen lugar a interpretaciones o negociaciones y, sobre todo, que haya que mantener de una forma aceptable durante el tiempo que queramos mantener sus resultados.

He basado el plan Dukan en la extraordinaria eficacia de las proteínas alternativas, ajustándolo con el paso de los años al perfil particular del gordo, y he preparado una fuerte red de consignas que canaliza y utiliza su temperamento excesivo y apasionado, su heroísmo y sus arrebatos iniciales, supliendo su inconstancia en el esfuerzo.

Con la práctica, también he entendido que frente a una tarea tan compleja no habría suficiente con una dieta única, por lo que he elaborado un plan que incluye, en un conjunto global y coherente, cuatro regímenes sucesivos que se relevan para no dejar al gordo solo ni un instante frente a la tentación y la flaqueza.

Más recientemente todavía, he entendido que adelgazar sin recurrir al desgaste físico, el más sencillo y natural para que se instale en el tiempo y la rutina, implicaba el riesgo de debilitar esa tentativa. En un mundo donde la vida sedentaria forma parte del modelo económico de nuestras sociedades y donde no sólo es aceptada sino buscada, no bastaba una simple recomendación sensata. Por ello, he tomado la decisión de incorporar esa actividad física, y más especialmente el caminar, como un elemento activo más de mi plan, y no recomendarla sin más, sino PRESCRIBIRLA con receta como lo haría con una medicina. Ese punto se describe detalladamente en el capítulo «Moverse: el catalizador obligatorio del adelgazamiento».

PERÍODO DE ATAQUE: EL RÉGIMEN DE LAS PROTEÍNAS PURAS

Independientemente de sus modalidades, duración e indicación, mi plan empieza siempre por el régimen de las proteínas puras, una dieta muy especial que utilizo a modo de disparador psicológico y sorpresa metabólica, que aúnan sus efectos para obtener una primera pérdida de peso decisiva.

Voy a empezar ahora a analizar con todo detalle los alimentos que le acompañarán en el transcurso de esa primera fase, añadiendo a esa descripción unos consejos destinados a facilitar las elecciones que tomará.

¿Cuánto tiempo tiene que durar esa primera etapa relámpago para cumplir plenamente con su papel de iniciación y de desencadenamiento? No existe ninguna respuesta única para esa pregunta de suma importancia. La duración debe ajustarse a cada caso. Depende sobre todo del peso que se quiera perder, pero también de la edad, del número de regímenes que se haya seguido antes, del nivel de motivación y de las afinidades de cada uno con los alimentos proteicos.

Le daré también unas indicaciones extremadamente precisas sobre los resultados que puede esperar de ese régimen de ataque, que estarán evidentemente ligados al perfecto acatamiento del régimen y a la elección adecuada de su duración.

Finalmente, le indicaré las diversas reacciones con las que puede encontrarse durante ese período inaugural.

Los alimentos autorizados

Durante este período, cuya duración puede variar entre uno y diez días, tendrá derecho a alimentarse con las once categorías de alimentos descritos a continuación.

Entre esas once categorías, podrá consumir tantos alimentos como le apetezca o le convenga, sin ninguna limitación de cantidades y a todas horas del día. Será también libre de mezclar esos alimentos entre sí.

Podrá elegir aquellos que le gustan sin tocar los demás y hasta, en un caso límite, alimentarse de una única categoría de alimentos durante una comida o incluso un día. Lo importante es no salirse de esta lista perfectamente definida, teniendo en cuenta que llevo mucho tiempo recetándola y que no he olvidado nada.

Sepa también que el menor extravío, la menor transgresión, por mínima que sea, actuará como un pinchazo de aguja en un globo.

Aunque parezca inocente, extraviarse bastará para perder el valioso beneficio de poder comer libremente sin ninguna limitación.

Por una pizca de calidad habrá perdido acceso a la cantidad y tendrá que dedicarse a contar calorías y limitarse en la comida.

En resumen, la consigna es clara y no se puede negociar: todo lo mencionado en la siguiente lista es suyo y plenamente suyo; lo que no consta no es suyo, olvídese de ello por ahora, teniendo en cuenta que podrá volver a todos los alimentos descartados en un futuro próximo.

Primera categoría: las carnes magras

Con carne magra, me refiero a cuatro tipos de carne: la ternera, el buey, el caballo para aquellos, desgraciadamente cada vez menos numerosos, que siguen consumiéndolo, y la caza, porque los animales que viven libres en la naturaleza sólo comen para vivir y no tienen grasa.

El buey: todas las partes que se asan o se preparan a la plancha están autorizadas, entre otras el bistec, el filete, el solomillo y el rosbif, evitando escrupulosamente el entrecot y la chuleta de buey, ambas demasiado grasas y entreveradas.

La ternera: las partes aconsejadas son el filete, la carne para el asado y todos los cortes magros. La chuleta de ternera está autorizada, a condición de quitarle la grasa que la rodea.

El caballo: todas las partes están autorizadas excepto los delgados. La carne de caballo es sana y muy magra. Si le gusta, consúmala sin temor y preferentemente en la comida de mediodía, porque se trata de una carne muy tonificante que puede perturbar el sueño si se consume más tarde.

El cerdo y el cordero: no están autorizados en ese régimen de ataque, que tiene que ser tan puro y eficaz como sea posible.

La preparación de esas carnes debe efectuarse de la manera que más le convenga, pero sin utilizar materias grasas, sin mantequilla, sin aceite ni nata, ni siquiera desnatada. Para conservar el sabor a asado, vierta unas gotas de aceite en la sartén y hágala relucir con papel de cocina.

La cocción recomendada es a la parrilla, pero estas carnes también pueden asarse en el horno o el asador, prepararse en papillote o incluso hervirse.

El grado de cocción se deja a criterio de cada cual, pero hay que saber que la cocción va desgrasando la carne, con lo que la acerca al ideal de la proteína pura en el que se basa esta dieta.

La hamburguesa cruda está autorizada, pero las preparaciones de tipo bistec tártaro o carpaccio se elaborarán sin aceite.

La carne picada cocida o de tipo hamburguesa se recomienda a aquellos que podrían cansarse fácilmente de la carne cortada y que podrían desear prepararla en albóndigas amalgamadas con un huevo, con especias, alcaparras y cocidas al horno.

El bistec congelado está autorizado, pero vaya con cuidado de que su contenido en materias grasas no supere el 10 %, ya que el 15 % ya es demasiado graso para el período de ataque. Cuidado, las hamburguesas halal tienen mucha grasa y es mejor picar en casa un bistec de carnicería poco graso. De lo contrario, cocerlo suficientemente para eliminar parte de la grasa.

Le recuerdo, una vez más, que las cantidades no están limitadas.

Segunda categoría: los menudillos

En esta categoría, sólo están autorizados el corazón, los riñones, la lengua y el hígado de ternera, buey o ave de corral.

Las lenguas de ternera y cordero, con poca grasa, están autorizadas. De la vaca, sólo se puede consumir la mitad anterior de la lengua, sobre todo la punta, que es la zona más magra, pero hay que desechar la parte trasera por ser demasiado grasa.

En cuanto al hígado, el interés que presenta por su alto contenido en vitaminas, sumamente útiles en un régimen de adelgazamiento, queda contrarrestado desgraciadamente por sus niveles de colesterol, por lo que hay que excluirlo de la dieta de las personas con riesgo cardiovascular.

Tercera categoría: los pescados

No hay restricción ni limitación algunas para esta familia de alimentos. Se autorizan todos los pescados, sean grasos o magros, blancos o azules, frescos, congelados o en conserva al natural (no en aceite), sean ahumados o secos.

- Todos los pescados grasos y azules están permitidos, entre otros la sardina, la caballa, el atún y el salmón.

- También lo están todos los pescados blancos y magros, como el lenguado, la merluza, el bacalao fresco, la dorada, el salmonete, la lubina, la pescadilla, la raya, la trucha, el sargo, el rape y muchos más no tan corrientes.
- También se autoriza el pescado ahumado, especialmente el salmón ahumado, ya que, aunque graso y reluciente, no es mucho más graso que un bistec con 10 % de MG. Lo mismo cabe decir de la trucha ahumada, la anguila o el abadejo.
- Muy útil en caso de comida rápida o para un tentempié, el pescado en conserva está autorizado si se trata de conserva al natural como el atún, el salmón o la caballa al vino blanco, consumida sin su salsa, o las sardinas con tomate.
- Finalmente, el surimi a base de pescado blanco extremadamente magro aromatizado con salsa de cangrejo.

Muchos de mis pacientes y lectores tienen un prejuicio contra el surimi. Es cierto que se trata de un alimento reconstituido, pero tras haber analizado con detalle su modo de elaboración, he descubierto que es un alimento con una buena calidad nutritiva, preparado en buques factoría en alta mar, en cuanto se pescan los pescaditos blancos que entran en su composición. Algunos me señalan el contenido en glúcidos que aparece en la etiqueta. Es cierto, pero no es un lastre definitivo porque se trata de almidón, y sus otras calidades son suficientes para que se tolere. De hecho, tiene un contenido muy bajo en materias grasas, es muy cómodo de usar, fácil de llevar, no huele, no necesita preparación ni cocción algunas y se puede mordisquear como tentempié a cualquier hora del día.

El pescado debe prepararse sin añadir materia grasa. Se puede rociar con limón y espolvorear con especias, o poner en el horno relleno de hierbas y de limón. También puede cocinarlo en caldo o más bien al vapor o, mejor aún, en papillote para conservar íntegros los jugos de la cocción.

Cuarta categoría: los mariscos

En esta clase de alimentos, incluyo todos los moluscos, crustáceos y todas las conchas: sepia, calamar, pulpo, camarones, gambas, langostinos, cangrejos, bueyes de mar, caracoles de mar, bogavantes, langostas, cigalas, ostras, mejillones, almejas, berberechos y vieiras.

Hay que tener más presentes estos alimentos, que permiten diversificar la comida y dar un aire festivo a la dieta. También tienen un gran potencial para crear sensación de saciedad.

Quinta categoría: los animales de corral

Se autorizan todas las aves de corral, salvo las de pico plano, como el pato y el ganso, siempre que no se consuma la piel. Cuidado, se cocinan con la piel, que se saca en el último momento en el plato, para que la carne no se seque.

- El pollo es la más común de las aves de corral y la más cómoda para ese régimen de proteínas puras. Todas las partes están autorizadas, salvo la parte externa del ala, inseparable de la piel y demasiado grasa. Hay que tener en cuenta que existe una diferencia notable de contenido en materias grasas entre las distintas partes del pollo: la más magra es la pechuga, después el muslo y, luego, el ala. Finalmente, se elegirá un pollo lo más joven posible.
- Se autorizan el pavo en todas sus formas, en filete a la sartén o el muslo asado al horno y relleno de ajo, el pavipollo, la pintada, el pichón y las codornices, así como la caza de pluma, como el faisán, el perdigón o incluso el pato salvaje, que es magro. También está autorizado el avestruz.
- El conejo es una carne magra que se puede consumir asada o cocida a la mostaza y al queso blanco descremado.

Sexta categoría: los jamones sin grasa ni corteza y bajos en materia grasa

Desde hace unos años, los supermercados ofrecen jamón de York bajo en materia grasa y también pechuga de pavo ligeramente ahumada o de pollo, cuyo contenido en materia grasa varía entre el 2 y el 4 %, o sea, productos mucho más magros que las carnes y los pescados más magros. No hace falta decir que están autorizados, e incluso recomendados, dadas su gran disponibilidad y facilidad de uso.

Lo mismo se puede decir de la cecina y de la variante italiana conocida como bresaola, ambas hechas con filete secado de vacuno. Este embutido especialmente magro y muy apreciado es, desgraciadamente, bastante caro. Lo encontrará en bandejas en los supermercados, pero quedará mucho más sabroso y menos salado cortado por el charcutero o en una tienda de productos italianos.

Envasados en bandejas de lonchas, limpios y sin desechos, esos embutidos se pueden transportar fácilmente y utilizar para elaborar la comida de mediodía.

Además, si bien su valor gustativo no se puede comparar con el de los jamones de charcutería, su valor alimenticio sí es totalmente equiparable. Hay que recordar que no se autorizan los jamones de charcutería ni el lacón, y menos aún los jamones curados y salados, mucho más grasos.

Séptima categoría: los huevos

Los huevos se consumen duros, pasados por agua, cocidos al plato, en tortilla o revueltos en una sartén antiadherente, es decir, sin añadir aceite ni mantequilla.

Para que su consumo resulte más fino y menos monótono, se pueden añadir unas gambas o cigalas, o incluso un poco de carne de cangrejo. También se pueden preparar en forma de tortilla con cebolla picada o con yemas de espárragos para darles más sabor.

En una dieta en la que los alimentos están autorizados sin límite de cantidad, los huevos pueden plantear dos problemas, relacionados con su contenido en colesterol, por una parte, y la tolerancia, por la otra.

De hecho, los huevos son ricos en colesterol y se desaconseja su consumo excesivo a los sujetos con un nivel anormalmente alto de colesterol en la sangre. En estos casos, se recomienda limitar su consumo a 3 o 4 yemas de huevo por semana; la clara, que es la proteína pura por excelencia, puede tomarse sin ninguna restricción.

También puede ser útil preparar tortillas y huevos revueltos utilizando una yema cada dos claras.

Por lo que se refiere a la intolerancia a los huevos, existe, en efecto, una auténtica alergia a la yema, pero es muy poco común y perfectamente conocida por el paciente que la padece y sabe evitarla.

De este modo, si no tiene una alergia pronunciada y cocina los huevos sin materias grasas, puede consumir sin peligro alguno uno o dos huevos cada día durante el período corto de ese régimen de ataque.

Octava categoría: proteínas vegetales

Aunque los brotes y el germen de soja no están autorizados, sí puede consumir tofu, seitán y tempeh aunque, como en el caso de la carne, sólo podrá cocinarlos sin grasas.

Novena categoría: los lácteos desnatados (yogures, requesón desnatado y queso fresco con 0 % de MG)

Esos alimentos diseñados para facilitar una dieta de adelgazamiento son auténticos lácteos, que se parecen en todo a los requesones, yogures y quesos frescos corrientes, pero a los que se ha quitado las materias grasas. Como la transformación de la leche en queso se acompaña de la eliminación de la lactosa, el único azúcar que hay en la leche, esos lácteos desnatados contienen casi únicamente proteínas, lo que los convierte en un elemento sumamente importante en este régimen de ataque que busca la pureza en proteínas.

Desde hace unos cuantos años, los productores de lácteos han sacado al mercado una nueva generación de yogures edulcorados con aspartamo, sabores o enriquecidos con pulpa de fruta. Mientras el aspartamo y los aromas sólo son cebos desprovistos de valor calórico, los yogures afrutados introducen una pequeña cantidad de glúcidos indeseable.

Por lo tanto, y para que la consigna quede perfectamente clara, existen tres tipos de yogures con 0 % de MG: los naturales, los de sabores —coco, vainilla o limón— y los yogures con 0 % pero afrutados, es decir, con tropezones o puré de frutas.

- Los naturales y de sabores están totalmente autorizados, ambos sin restricción alguna.
- Los yogures desnatados con fruta están autorizados, pero con un consumo máximo de 2 al día. Sin embargo, será mejor que los eviten durante la fase de ataque quienes busquen un arranque fulminante, y más aún aquellos que pasen por un período de estancamiento de su peso.

Décima categoría: un litro y medio de líquido al día

Es la única categoría obligatoria de la lista; todas las demás son opcionales y se dejan a su voluntad. Aunque ya lo haya señalado anteriormente, tengo que repetir que el aporte de líquido es indispensable y no negociable. Sin este drenaje intenso, su adelgazamiento, aunque esté perfectamente orientado, se detendrá, dado que los residuos salidos de la combustión de las grasas se acumularán hasta el punto de apagar ese fuego.

Todas las aguas están autorizadas, sobre todo las aguas de manantial ligeramente diuréticas como Solán de Cabras, Font Vella, Bezoya o Veri. Descarte, sin embargo, las aguas de Vichy y San Pellegrino, que son excelentes pero demasiado saladas para este régimen.

Si no le gusta el agua sin gas, puede beber Perrier, ya que el gas y las burbujas no tienen incidencia alguna sobre la dieta; sólo hay que evitar el agua con alta concentración de sales.

Igualmente, si no le gustan las bebidas frescas, tenga en cuenta que el café, el té y las infusiones son asimilables al agua y, por este motivo, se pueden contar en el litro y medio impuesto.

Finalmente, en todas las etapas del plan Dukan se autorizan las bebidas light, como la Coca-Cola o cualquier otra marca que sólo proporcione una caloría por vaso.

Los nutricionistas están divididos sobre el interés de esos refrescos edulcorados con aspartamo. Algunos creen que su efecto de cebo es identificado y compensado por el organismo. Otros, en cambio, consideran que su consumo aumenta la necesidad de azúcar y la propensión a consumirlo.

Por mi parte, la práctica me ha enseñado que la abstinencia, por prolongada que sea, no acaba nunca con esta necesidad y propensión. Por ello, no veo ningún motivo para privarle de este sabor sin calorías. Por otra parte, me he dado cuenta de que el consumo de esas bebidas facilita mucho el acatamiento de la dieta y que su sabor dulce, su alta concentración aromática, su color, su burbujeo y la imagen de bebidas festivas se asocian para convertirlas en alimentos gratificantes con una intensa acción sensorial, que calman las ganas de «otra cosa» tan habituales en las personas que siguen un régimen sin poder dejar de picar.

Ya es hora de mencionar una polémica sobre el aspartamo. Para hablar claro, se dice que podría ser cancerígeno, y entiendo que eso no deja de ser preocupante. En mi opinión, no hay motivos para esa polémica. Millones de personas en todo el mundo han utilizado este edulcorante desde hace 25 años, sin que haya habido denuncias, efectos secundarios o, menos aún, cánceres en humanos. En mi opinión, pero más importante aún, según las autoridades europeas y los gobiernos de todos los países del mundo, no hay motivo alguno para prohibirlo a las personas que siguen un régimen y están muy apegadas al sabor dulce. Sin duda, privarles del aspartamo no hará desaparecer su necesidad de dulce, y genera una frustración que volverá, tarde o temprano, para reclamar lo que se le debe con los intereses añadidos.

Undécima categoría: una cucharada y media de salvado de avena

Durante años, mi plan no incluía, en las dos primeras fases propiamente de adelgazamiento, ningún tipo de farinácea, cereal o feculento.

No por ello dejaba de funcionar, pero muchos de quienes lo seguían acababan soñando con glúcidos.

Descubrí el salvado de avena en un congreso de cardiología en Estados Unidos. Allí se presentaba su acción benéfica sobre la reducción del colesterol y la diabetes. Traje de vuelta una caja que utilicé una mañana, a falta de harina, para preparar para mi hija Maya una torta improvisada con salvado de avena, un huevo y requesón, y endulcé el conjunto con aspartamo.

A mi hija le encantó y la sació totalmente, lo que me llevó a proponer esa torta a mis pacientes y, al observar como la acogían con entusiasmo, a incorporarla en mi método y, luego, en mis libros. Así, el salvado de avena ha encontrado progresivamente su sitio entre los fundamentos de mi método, como el único glúcido admitido entre las proteínas, incluso en el santuario de la fase de ataque. ¿Por qué?

En primer lugar, a nivel clínico he observado enseguida una mejoría de los resultados, mejor acatamiento del régimen a largo plazo, reducción del apetito, sensación de saciedad más rápida y una fuerte disminución de la frustración.

Para intentar entender el modo de acción del salvado de avena, me he basado en los estudios existentes. El salvado de avena es la envoltura fibrosa que rodea y protege el grano de avena. El grano, del que se extraen los copos de avena, es rico en azúcares rápidos. El salvado de avena es como la camisa del grano, pobre en azúcares rápidos y muy rico en proteínas y especialmente en fibras solubles.

Esas fibras presentan dos propiedades físicas que le confieren su papel medicinal:

Su poder de absorción: puede absorber más de 20 veces su volumen de agua. Por este motivo, en cuanto llega al estómago, se hincha y ocupa un espacio suficiente para crear enseguida una sensación de saciedad.

Su extrema viscosidad: al llegar al intestino delgado con los alimentos hechos papilla, actúa a modo de atrapamoscas, pegándose a todos los nutrientes que lo rodean. Frena su paso a la sangre y arrastra una pequeña parte de éstos en los excrementos.

Saciedad y pérdida calórica convierten el salvado de avena en un aliado valioso en mi lucha contra el sobrepeso. Y digo «mi lucha» porque el salvado de avena me permite conservar una de las ventajas de mi método: el libre acceso a las cantidades y el consumo A VOLUNTAD de mis 100 alimentos. Está claro que no tiene tantos beneficios para las dietas bajas en calorías, ya que incluyen los feculentos e incluso los alimentos dulces en cantidades limitadas y medidas.

Me he dedicado personalmente a comprobar el modo de acción de las fibras de avena. El análisis coprológico permite contrastar el contenido calórico de los excrementos de una misma persona con o sin ingestión de salvado de avena.

Gracias a ese trabajo, he podido averiguar que no todos los salvados que hay en el mercado son iguales y que el proceso de fabricación del salvado tiene un impacto importante sobre su eficacia. Canadá y Finlandia son los primeros países productores de salvado de avena. He tenido la oportunidad de colaborar con ingenieros agrónomos finlandeses. Dos parámetros de fabricación han resultado cruciales: la moltura y el tamizado.

La moltura es la molienda del salvado y, luego, el tamaño de sus partículas.

El tamizado es la operación de separar el salvado de la harina de avena.

Una moltura demasiado fina esteriliza el salvado, por lo que pierde casi integralmente su eficacia. Del mismo modo, un salvado demasiado gordo e insuficientemente molido pierde una parte de su superficie útil de viscosidad.

Igualmente, un tamizado insuficiente produce un salvado puro demasiado rico en harina. Pero un tamizado más exhaustivo sale demasiado caro.

Con esos agrónomos y el análisis coprológico de los excrementos, hemos definido un índice de eficiencia del salvado que incorpora la moltura y el tamizado más adecuados para el rendimiento de sus efectos medicinales.

La molienda óptima proporciona partículas de tamaño medio-superior: la M2bis.

En cuanto al tamizado, es el salvado pasado seis veces por el tamiz, el T6, que garantiza un contenido insignificante de glúcidos rápidos. Al reunir esos dos índices, conseguimos el índice global M2bis-T6.

En su mayoría, los fabricantes, sobre todo anglosajones, comercializan el salvado sólo por su uso culinario, como el «porridge» (gachas de avena) inglés, verdadera institución nacional. Prefieren el salvado con una moltura muy fina y no hacen mucho caso del tamizado, para que el conjunto quede lo más suave y untuoso posible, pero pierden los efectos medicinales del salvado.

Se organizarán reuniones en coloquios y congresos de nutrición y dietética para difundir esos estudios e intentar conciliar lo gastronómico con lo alimenticio.

Estoy trabajando actualmente con los fabricantes y los distribuidores internacionales para comunicarles esos resultados e instarles a adherirse a este índice, cuya producción es algo más costosa pero mucho más valiosa a nivel alimenticio.

En el curso de la fase de ataque, receto una dosis de salvado de avena de 1,5 cucharada sopera al día. Le recomiendo tomarlo en forma de torta de avena endulzada con aspartamo o salada; se prepara del siguiente modo:

Ponga 1,5 cucharada de salvado de avena en un tazón; añada 1,5 cucharada de requesón o yogur, y una clara de huevo o un huevo entero si no tiene problemas de colesterol. Endulce con una cucharada de aspartamo o sale ligeramente según su gusto.

Mezcle bien el conjunto.

Eche la pasta sobre una sartén antiadherente previamente untada con unas pocas gotas de aceite ayudándose de papel de cocina. Cueza entre 2 y 3 minutos de cada lado.

Las tortas se conservan una semana larga en la nevera, en papel de aluminio o film plástico para que no se sequen. También puede congelarlas; conservarán su sabor, consistencia e interés alimenticio.

La mayoría de mis pacientes consumen su torta por la mañana, por lo que evitan el hambre de media mañana. Otros la usan como bocadillo para la comida de mediodía, rellenándola con una buena loncha de salmón ahumado o lonchas de cecina.

Y otros, finalmente, la comen a media tarde, a la «hora del crimen», cuando puede surgir un hambre canina. O después de cenar, cuando les entran ganas de revolver en los armarios en busca de un último tranquilizante antes de la noche.

Si quiere conocer otras recetas a base de salvado de avena, puede buscar «salvado de avena» o «recetas Dukan» en Google. Encontrará una multitud de recetas de tortas, buñuelos, alfajores, bases de pizza, pan de salvado de avena...

Añadiré que la torta de salvado de avena es una fantástica herramienta de defensa para las personas bulímicas. Por cierto, los bulímicos no cumplen el esquema de mi plan de adelgazamiento, pero puede ser que lean este libro y sé, por usarla regularmente con mis pacientes, que les puede ser de gran ayuda: pueden prepararse tantas tortas como quieran en todas sus formas y sabores, evitando así unas crisis que podrían alcanzar unos picos calóricos con alimentos de pésima calidad.

Pero, aun sin ser bulímico, es posible que haya personas que pasen por malos momentos en los que un hambre irreprimible puede llegar a echar por tierra una fase bien orientada y estructurada de adelgazamiento. En estos casos, es posible aumentar durante un día o dos —repito, un día o dos— el consumo de salvado de avena hasta tres tortas al día.

Los aditivos

- La leche desnatada, o bien fresca y en botella, o bien en polvo, está autorizada y puede mejorar el sabor o la consistencia del té o del café. Puede entrar en la elaboración de salsas, cremas, flanes o preparaciones diversas.
- El azúcar queda prohibido, pero el aspartamo, el edulcorante de síntesis más famoso y utilizado del mundo, está plenamente autorizado, sin restricción alguna, incluso en mujeres embarazadas, lo que demuestra su total inocuidad.
- El vinagre, las plantas y hierbas aromáticas —tomillo, ajo, perejil, cebolla, chalota, cebolleta, etc.—, lo mismo que todas las especias, no sólo se autorizan, sino que se aconsejan encarecidamente. Su empleo permite enriquecer el sabor de los alimentos consumidos y aumentar su valor sensorial, es decir, la valorización por los centros nerviosos que controlan la saciedad de todas las sensaciones gustativas, lo que incrementa su capacidad saciante. Afirmo sin tapujos que las especias no sólo son potenciadores de sabores, lo que ya no estaría mal, sino que son alimen-

tos que facilitan la pérdida de peso. Algunas especias como la vainilla o la canela, tienen vocación de sustituir, con su sabor cálido, tranquilizador y afectivo, al sabor dulce. Otras, como el cilantro, el curry, el colombo y el clavo, pueden atenuar la necesidad de sal, especialmente en las mujeres con retención de agua a las que les cuesta privarse de salar aun antes de haber probado un plato.

- Los pepinillos y las cebollas están permitidos si se utilizan como condimentos, pero salen del esquema de la dieta de proteínas puras si las cantidades utilizadas son tan grandes que hay que considerarlas verduras.
- El limón puede utilizarse para perfumar pescados o mariscos, pero no puede consumirse en forma de limón exprimido ni de limonada, aunque sea sin azúcar, porque, de ser así, ya no se trata de un condimento sino de una fruta, acidulada, sí, pero con azúcar e incompatible con las dos primeras fases del plan: el ataque y el crucero.
- La sal y la mostaza están permitidas, pero su uso debe ser moderado, sobre todo en caso de propensión a la retención de agua, especialmente frecuente en las adolescentes con reglas irregulares y en las mujeres en fase de premenopausia o que empiezan un tratamiento hormonal de sustitución. Para los incondicionales de esos sabores, existen mostazas sin sal y sales dietéticas poco yodadas.
- El kétchup corriente no está autorizado porque contiene mucho azúcar y, al mismo tiempo, mucha sal, pero existen purés de tomate de muy buena calidad, como el famoso Heinz, a los que basta añadirles un poco de aromatizantes que resalten su sabor para obtener una auténtica delicia, sin ese punto dulzón que altera el gusto de la carne.
- Los chicles merecerían más que un simple apartado en esta categoría de aditivos. Considero los chicles un excelente aliado en la lucha contra el sobrepeso, especialmente en las dos primeras fa-

ses de adelgazamiento de mi plan: el ataque y el crucero. Personalmente, no soy un consumidor de chicles, porque masticar es poco elegante, pero puedo consumir alguno cuando estoy estresado. Los dentistas llaman «bruxismo» a la dolencia nocturna que consiste en rechinar los dientes durante el sueño hasta erosionar el esmalte. Ya que muchas personas con sobrepeso comen «por efecto del estrés», el chicle puede frenar esa relación mecánica que lleva del estrés al alimento. Además, una boca ocupada por la masticación de un chicle no puede contener nada más. ¡Es la táctica de la boca ocupada! Por otra parte, existen chicles sin azúcar sencillamente deliciosos, llenos de sabores variados, a veces extremos y estimulantes. Muchos estudios científicos han demostrado además el interés que tienen los chicles en la lucha contra el sobrepeso, la diabetes o incluso las caries dentales.

¿Qué se puede decir de la composición nutricional del chicle sin azúcar y cuáles elegir? Esa denominación significa en realidad sin azúcar refinado de mesa, sin sacarosa, pero los edulcorantes usados siguen siendo azúcares con un contenido calórico que se asemeja al azúcar blanco. Afortunadamente, su poder edulcorante es centenares de veces más potente que el del azúcar corriente, su absorción intestinal y su asimilación son muy lentas, y su acción sobre la insulina y el almacenamiento de grasas, muy reducida. Elija los chicles sin azúcar según el sabor, pero prefiera aquellos con el sabor más duradero en boca.

- Todos los aceites están prohibidos. Si bien ciertos aceites, como el de oliva, tienen una merecida fama de beneficiar al corazón y a las arterias, siguen siendo aceites y lípidos puros que no tienen lugar en esta dieta de proteínas puras. En cambio, el aceite de parafina está permitido para la preparación de vinagretas, pero no para cocinarlo. Utilícelo en pequeñas cantidades y combinado con agua Perrier, que lo aligerará y reducirá su muy elevada capacidad lubrificante: el aceite de parafina implica el riesgo de acelerar desagradablemente el tránsito intestinal.

Aparte de esos diez aditivos y de las diez grandes categorías descritas anteriormente, NADA MÁS.

Todo el resto, todo lo que no consta explícitamente en esta lista, está prohibido durante el tiempo relativamente corto de este régimen de ataque.

Por lo tanto, concéntrese sobre todo en lo autorizado y olvídese del resto. Pase de un alimento a otro en el orden que le convenga, intentando variar su alimentación, y tenga siempre presente que los alimentos autorizados e incluidos en esta lista son realmente y plenamente suyos.

Unos consejos generales

Coma tan a menudo como quiera

Y recuerde que el secreto de esta dieta es comer mucho y antes de que aparezca el hambre, para evitar así sucumbir a un alimento tentador que no conste en la lista.

No se salte nunca una comida

Es un grave error que parte a menudo de una buena intención, pero que puede llegar a desestabilizar progresivamente su régimen. El ahorro logrado al saltarse una comida no sólo se compensará por una toma superior durante la siguiente comida, sino que este ahorro se invertirá, porque el organismo intensificará también el provecho de ésta y extraerá hasta la última caloría. Además, el hambre, reprimido y aguzado, tenderá a desviarse hacia alimentos más gratificantes, lo que requerirá un mayor esfuerzo de resistencia que, de repetirse a menudo, puede llegar a desbaratar las mejores motivaciones.

Beba cada vez que coma

Por motivos curiosos, mucha gente sigue haciendo caso de una antigua consigna que se remonta a la década de 1970 y que aconsejaba no beber durante las comidas. Esa consigna, que no presenta ningún interés para el común de los mortales, puede resultar dañina para aquellos que sigan un régimen, muy especialmente un régimen de proteínas puras. No beber en las comidas implica nada menos que el riesgo de olvidarse de beber. Además, beber mientras se come incrementa el volumen del contenido gástrico y genera una sensación de hartazgo y saciedad. Finalmente, el agua diluye los alimentos, ralentiza su absorción y amplía la duración de la saciedad.

Que no le falten nunca los alimentos necesarios para su dieta

Tenga siempre a mano o en la nevera un amplio abanico de las diez categorías de alimentos que se convertirán en sus amigos y en sus alimentos fetiche. Llévelos en sus desplazamientos, porque la mayoría de los alimentos proteicos requieren preparación, no se conservan tan bien como los glúcidos y los lípidos y no se encuentran tan fácilmente como las galletas o el chocolate en los armarios y en los cajones.

Antes de consumir un alimento, asegúrese de que está incluido en la lista

A fin de tener una seguridad completa, no se separe de esta lista durante la primera semana; es sencilla y se resume en dos líneas: carnes magras y menudillos, pescado y marisco, aves de corral, jamones y huevos, lácteos y bebidas.

El desayuno

El desayuno nos suele plantear muchas dudas, ya que a diferencia de los anglosajones, estamos culturalmente acostumbrados a dejar de lado los alimentos proteicos en la primera comida del día. Sin embargo, esa comida no se libra de la dinámica de la proteína pura. El café o el té, endulzado o no con aspartamo, puede mezclarse con leche desnatada y asociarse con algún producto lácteo, un huevo pasado por agua, una loncha de pavo o de jamón bajo en calorías, lo que resulta mucho más satisfactorio, a nivel alimenticio, que un bollo o cereales con chocolate, y mucho más saciante y energético.

El desayuno es el momento ideal para elaborar la torta de salvado de avena. Si no tiene tiempo de prepararla, puede ingerir una cucharada sopera de salvado mezclado con leche caliente edulcorada con aspartamo, convirtiéndolo en gachas de avena, o con yogur para darle un sabor a cereales y una consistencia más densa.

Cuidado, durante la fase de ataque, no puede pasarse de la cantidad de 1,5 cucharada de salvado de avena, para no perturbar el modo de acción específico de las proteínas.

En el restaurante

Es una de las situaciones en las que resulta más fácil seguir la dieta de proteínas. Después de un entrante como un huevo en gelatina, una loncha de salmón ahumado o una bandeja de marisco, tendrá mucho para elegir: un turnedó de buey, un solomillo bajo asado, una chuleta de ternera, un pescado o un ave de corral. La dificultad surge después del segundo para el goloso de azúcar o el amante de los quesos, que puede sentirse tentado por lo que comen los otros comensales. La mejor estrategia defensiva es recurrir a un primer café que puede ser repetido si se prosigue la conversación. Algunos dueños de restaurantes famosos han empezado a ofrecer productos lácteos bajos en calorías, o incluso desnatados. Si no se da el caso, guarde en la oficina o en el coche unos yogures naturales o de fruta que le permitirán acabar esta comida con un toque de postre fresco y untuoso.

Duración del régimen de ataque

Una elección decisiva

Es una de las decisiones más importantes de este plan, porque ese ataque relámpago mediante proteínas puras es, al mismo tiempo, el pistoletazo que da el primer impulso y el molde y la huella inicial sobre los que se articularán los tres regímenes restantes hasta la estabilización definitiva.

Además, las proteínas son alimentos que generan una fuerte sensación de saciedad por su extrema densidad y una ocupación duradera del sistema digestivo.

Sobre todo porque deshacerse durante el metabolismo produce cuerpos cetónicos, conocidos por su acción saciante.

Esas dos propiedades permiten a las proteínas puras contrarrestar los comportamientos compulsivos y poner orden en las alimentaciones desequilibradas.

Por último, gracias a su extrema eficiencia, este régimen proporciona resultados inmediatos y patentes euforizantes y estimulantes para los pacientes que lo siguen, reforzando su voluntad de lucha.

Eso quiere decir que resulta fundamental que esa primera etapa sea un éxito y, para ello, debe determinar con precisión la duración óptima que tendrá.

El régimen de ataque tiene una duración media de cinco días

Es el tiempo que permite al régimen dar los mejores resultados sin desarrollar resistencia metabólica ni fatigar a quien lo practica. Es también la duración del ataque que más conviene para las pérdidas de peso más frecuentes, habitualmente incluidas entre 10 y 20 kg. Veremos al final de este capítulo los resultados concretos que se esperan para los que se ciñan perfectamente a este régimen.

Para objetivos menos ambiciosos e inferiores a 10 kg

En este caso la mejor solución es un ataque de tres días, que permite pasar sin esfuerzo a la fase de las proteínas alternativas.

A veces, para pérdidas de menos de 5 kg

Cuando se desee evitar un arranque demasiado intenso, con un solo día puede bastar. Este primer día, llamado de apertura, se beneficia de un efecto de ruptura que sorprende al organismo y permite una pérdida de peso sorprendente y lo bastante alentadora para impulsar el régimen.

Para obesidades mayores

En casos muy especiales, cuando se persigue una pérdida de más de 20 kg, o cuando la motivación es extrema, o cuando antes se probaron muchas dietas que acabaron en recaídas, es posible alargar esta fase (después de consultar a un médico) hasta los 7 días, incluso los 10 días, con la condición obligatoria de beber sin parar.

Reacciones del organismo en el transcurso del régimen de proteínas puras

El efecto sorpresa y la necesidad de adaptarse a una nueva alimentación

El primer día de este régimen de ataque es un día de adaptación y de combate. Desde luego, deja la puerta muy abierta a numerosas categorías de alimentos habituales y sabrosos, pero la cierra a muchos otros que el paciente consume habitualmente, a veces sin darse cuenta de la cantidad ingerida.

No hay mejor manera, para paliar la sensación de restricción que puede afectar a los menos motivados, que aprovechar plenamente las posibilidades de este régimen que, por primera vez, permite comer «a voluntad» alimentos tan densos y preciosos como la carne de buey o de ternera, pescado de cualquier tipo, incluyendo el salmón ahumado, el atún en lata, el abadejo, el surimi, ostras, langostinos, huevos revueltos, la infinita gama de productos lácteos bajos en calorías, jamones sin grasa, sin olvidar los flanes de leche descremada. Así pues, el primer día coma tanto como quiera. Sustituya las calidades que faltan por la cantidad. Y sobre todo, asegúrese de tener a mano «todos» los alimentos indispensables, es decir, autorizados, en los armarios o en la nevera.

Además, bebiendo más, tendrá la sensación de estar «ocupado» y sentirá antes la saciedad. Orinará mucho, porque como no tiene la costumbre de beber tanto, sus riñones se verán obligados a abrir las compuertas y a eliminar.

Este drenaje secará los tejidos tan frecuentemente infiltrados de la mujer, en quien el agua se estanca en los miembros inferiores —muslos, piernas y tobillos—, en los dedos hinchados en los que los anillos se quedan presos, así como en el rostro.

A la mañana siguiente, pésese y se sorprenderá de la importancia de los primeros resultados.

Pésese muy a menudo, sobre todo durante los tres primeros días. De hora en hora, puede haber cambios. Conserve esta costumbre de pesarse todos los días de su vida, porque, si bien la báscula es la enemiga de quien está engordando, es la amiga y la justa recompensa de quien adelgaza, y cualquier pérdida de peso, por mínima que sea, se convertirá en su mejor estímulo.

Durante los dos primeros días se puede sentir una ligera fatiga, con menos resistencia para los esfuerzos prolongados.

Es el período de sorpresa, cuando el cuerpo se consume sin contar ni resistirse. Por lo tanto, no es el momento de imponerle gastos energéticos intensos. En ese período hay que evitar los ejercicios violentos, los deportes de competición y, sobre todo, el esquí de altura. Si ya tenía por costumbre practicar gimnasia suave, *jogging* o natación, consérvela, pero en todos los casos, asegúrese de caminar esos 20 minutos que forman parte del plan. Como verá en un capítulo especialmente dedicado a esta cuestión, no sólo se le recomiendan esos 20 minutos, sino que se le recetan, por lo que no se negocian.

A partir del tercer día cesa la fatiga, que suele dar paso a una impresión de euforia y de dinamismo que refuerza aún más los mensajes de ánimo que le anuncia la báscula.

Un aliento algo fuerte y la sensación de boca seca

Esos síntomas no son específicos del régimen de proteínas, acompañan toda dieta de adelgazamiento y, por lo tanto, aquí serán un poco más intensos que en regímenes de velocidad más progresiva. Indican, pues, que está adelgazando, y debe recibir con satisfacción estos mensajes de éxito. Beba más para atenuarlos.

Después del cuarto día, aparece el estreñimiento

Lo notarán más quienes tengan predisposición o no beban lo suficiente. Para los demás, las deposiciones se hacen menos frecuentes, pero no tanto como para hablar de estreñimiento. Sólo se trata de una reducción importante de residuos, debida al contenido muy débil en fibras de los alimentos proteicos, ya que los alimentos que proporcionan más fibras, como frutas y verduras, aún no están autorizados. Si le preocupa esa reducción de deposiciones, compre salvado de trigo fino y añada una cucharada sopera en la torta de salvado de avena o en los lácteos.

Si no basta, tome una cucharada de aceite de parafina después de la comida principal. Y, sobre todo, beba todo lo que hemos dicho, pues como es sabido, el agua hace orinar, y también hidrata y ablanda los excrementos, mejora el rendimiento de las contracciones y facilita el tránsito intestinal. En caso de asentarse un verdadero estreñimiento, desagradable, hay que tomar medidas. Su farmacéutico le guiará, y tal vez le recomendará productos naturales a base de fibra de frutos como la ciruela pasa.

Si no basta, tendrá que pedir ayuda a su médico. Intente resistir a la tentación de tomar laxantes, demasiado violentos; uno acaba acostumbrándose y su efecto pasajero obliga a incrementar las dosis.

Para poner en marcha el régimen, elija preferentemente un día en el que pueda descansar y alimentarse como se le antoje: el principio de un fin de semana puede ser ideal, pero ya verá usted qué es lo que más le conviene según el ritmo de su semana.

El hambre desaparece después del tercer día

Esta desaparición sorprendente está ligada a la liberación incrementada, por no consumir azúcar, de los famosos cuerpos cetónicos, los disuasores del hambre naturales más poderosos. En los que no sienten pasión por la carne y el pescado, de pronto se instala el hastío, y la monotonía tiene un efecto muy intenso sobre el apetito. El hambre canina y las compulsiones reactivas desaparecen por completo. La ración de proteínas, muy importante durante los primeros días, está mermando.

¿Hay que tomar vitaminas?

Se lo aconsejo, pero no es en modo alguno obligatorio para un período corto de entre tres y cinco días. En cambio, si el régimen de crucero debe enfrentarse a un sobrepeso importante y prolongarse durante un período de tiempo amplio, conviene asociar una dosis cotidiana de complementos de múltiples vitaminas, pero evitando las dosis fuertes o los aportes diversos y múltiples: su acumulación puede resultar tóxica. En la práctica, resulta a menudo preferible y más útil prepararse una loncha de hígado de ternera dos veces por semana y tomar una cucharada de levadura de cerveza todas las mañanas, así como confeccionar buenas ensaladas a base de lechuga, pimiento crudo, tomate, zanahoria y endivia, en cuanto las verduras estén autorizadas.

¿Qué resultado puede esperarse de este régimen de ataque?

Factores generales obstaculizadores o favorecedores

La pérdida de peso producida por el régimen de proteínas puras es, para un período de tiempo tan corto, la más importante que cabe esperar de un régimen compuesto de alimentos; es similar a la que se conseguiría con polvos, o incluso con ayunos, sin sus graves inconvenientes.

Sin embargo, esta pérdida depende de la importancia del peso inicial. Obviamente, al cuerpo de un obeso de más de 100 kg le costará menos soltar sus primeros kilos que a una mujer joven ya delgada que intenta perder sus últimas reservas antes de las vacaciones.

También interviene el efecto vacuna inducido por el número de regímenes seguidos con anterioridad, así como la edad y, para la mujer, el hallarse en medio de una de las grandes encrucijadas hormonales, como la pubertad, el período posparto, la toma de anticonceptivos orales y, sobre todo, la premenopausia y sus desarreglos temporales, con un punto especialmente álgido durante los intentos titubeantes y prolongados de sustitución hormonal.

Para un ataque de cinco días de proteínas puras

Para esta duración, la más habitual y eficaz, la pérdida de peso suele variar entre 2 y 3 kg. Esta pérdida puede alcanzar los 4 kg, e incluso 5, para algunos obesos mayores, especialmente en hombres activos; en el peor de los casos, puede limitarse a 1 kg en mujeres con menopausia que inician un tratamiento hormonal, propensas a la retención de agua y los edemas.

También hay que tener presente que, durante el período de 3 o 4 días que precede a la regla, el cuerpo de la mujer retiene el agua. Esta retención disminuye la eliminación de residuos y apaga más arriba la combustión de las grasas, por lo que los efectos del régimen se reducen temporalmente y el peso se estanca.

Es importante entender que, en período premenstrual, la pérdida de peso no se interrumpe, sino que queda disimulada y diferida por la retención de agua; volverá a aparecer al cabo del segundo o tercer día del inicio de la regla.

A falta de entenderlo e interpretarlo, este estancamiento premenstrual puede desanimar por completo a las mujeres que no se sientan recompensados, con toda la razón, sus esfuerzos, quebrantar su determinación e incitarlas a dejar el régimen. Espere siempre que se acabe la regla antes de tomar semejante decisión, porque tan pronto como se elimine el agua, con la bajamar tras la plenamar premenstrual, es muy posible que vea la báscula descender de manera vertiginosa y marcar 1 kg, o incluso 2 kg menos, en el transcurso de una noche en que se haya levantado varias veces a orinar.

Cuando el período de ataque dura sólo tres días

La pérdida de peso se sitúa aquí entre 1 y 2,5 kg.

Para un ataque de un solo día

La pérdida suele alcanzar 1 kg, porque el efecto sorpresa es máximo durante este primer día.

Resumen recordatorio del régimen de ataque

Durante este período, cuya duración puede variar entre uno y diez días según los casos, tendrá derecho a alimentarse con las diez categorías de alimentos descritas a continuación, así como con los aditivos.

De esas diez categorías, podrá consumir tantos alimentos como le apetezca o le convenga, sin ninguna limitación de cantidades y a cualquier hora del día.

Será también libre de mezclar esos alimentos entre sí.

La consigna es clara y no se puede negociar: todo lo mencionado en la siguiente lista es suyo y plenamente suyo; lo que no consta no es suyo; olvídese de ello por ahora, teniendo en cuenta que podrá volver a todos los alimentos descartados en un futuro próximo:

1. Las carnes magras: ternera, buey (salvo el entrecot y la chuleta de buey), caballo y caza, asados o a la plancha y sin materias grasas.
2. Los menudillos: hígado, riñones y lengua de ternera y buey.
3. Todos los pescados, sean grasos, magros, blancos, azules, crudos, ahumados o cocidos.
4. Todos los moluscos y el marisco (conchas y crustáceos).
5. Todas las aves de corral, salvo el pato, y sin piel; y el conejo.
6. Jamones magros y lonchas magras de pavo, pollo y cerdo.
7. Los huevos.
8. Las proteínas vegetales (tofú, seitán y tempeh)
9. Los lácteos magros.

10. Litro y medio de agua no salada.

11. La torta de salvado de avena o 1,5 cucharada sopera de salvado de avena con leche o en un lácteo.

12. Andar 20 minutos al día de forma obligatoria.

13. Los aditivos: café, té, infusiones, vinagres, hierbas aromáticas, especias, pepinillos, limón (no en bebida), sal y mostaza (con moderación).

Aparte de esos diez aditivos y de las once grandes categorías descritas anteriormente, NADA MÁS.

Todo el resto, todo lo que no consta explícitamente en esta lista, está prohibido durante el tiempo relativamente corto de este régimen de ataque.

Por lo tanto, concéntrese sobre todo en lo autorizado y olvídese del resto.

Pase de un alimento a otro en el orden que le convenga, intentando variar su alimentación, y tenga siempre presente que los alimentos autorizados e incluidos en esta lista son realmente y plenamente suyos.

Período de crucero: el régimen de proteínas + verduras

Ya va lanzado en su proyecto, al volante de un buldózer, dispuesto a chafarlo todo a su paso. Empieza ahora la fase de crucero que debe llevarle de un tirón hasta el peso deseado.

Esta fase consta de dietas que se irán relevando por turnos: el régimen de proteínas + verduras y el régimen de proteínas puras, y así sucesivamente hasta alcanzar el peso elegido.

Acabamos de describir con detalle el régimen de proteínas puras, y ahora examinaremos el régimen de proteínas + verduras.

Del mismo modo que para el período de ataque, el ritmo de alternancia entre estas dos dietas no debe entenderse como una norma uniforme, sino que hay que adaptarlo a cada situación y caso, según las modalidades que explicaré en este capítulo. Durante bastante tiempo, el modelo que utilicé con más regularidad era la alternancia 5/5: cinco días de proteínas + verduras, seguidos por otros cinco de proteínas puras. Con el tiempo, y muy especialmente para unos objetivos de pérdida de peso superiores a 10 kg, he ido inclinándome por la alternancia 1/1, o sea, un solo día de proteínas + verduras, seguido por otro de proteínas puras. Mis estadísticas personales me mostraban que, al cabo del primer mes, los dos grupos comparados presentaban pérdidas de peso iguales, lo que caía por su propio peso, ya que ambos habían pasado por 15 días de proteínas y 15 de proteínas + verduras. Y más decisivo aún, la alternancia 5/5 implicaba un mayor riesgo de hastío que la 1/1.

Me he dado cuenta, al encontrarme con mis lectores o al leer sus cartas, de que una amplia mayoría de ellos elegía siempre las soluciones más drásticas, como los períodos de entre 7 y 10 días de ataque y el 5/5 de crucero. Eso viene a confirmar una de las observaciones que más se repite en la práctica: cuando una persona con sobrepeso, después de haber aplazado durante tiempo la idea de iniciar un régimen, encuentra una razón que la motive, sabe muy bien que esta fuerza que la anima repentinamente es tan potente como frágil, y que no hay mejor manera para mantenerla que aplicar a rajatabla unas consignas sumamente precisas y lo menos negociables posible.

Le pido, pues, que confíe en mí y siga esta fase de crucero según un ritmo 1PP/1PV.

Al acabar el régimen de ataque estrictamente proteico, sobre todo cuando éste haya durado 5 días, hay una categoría de alimentos que se echa especialmente en falta: las verduras y los crudités, lo que es muy oportuno, ya que llega precisamente el momento de introducirlos.

Para que quede perfectamente claro: todo lo que estaba permitido en el régimen de proteínas puras sigue estándolo con la misma libertad en cuanto a cantidades, horarios y mezclas. No cometa el error algo común de alimentarse únicamente de verduras, suprimiendo las proteínas.

Verduras autorizadas y verduras prohibidas

De aquí en adelante, además de los alimentos proteicos, tiene derecho a todas las verduras y hortalizas crudas y cocidas, también sin restricción alguna de cantidad, horario o mezcla. Por lo tanto, se autorizan tomates, coliflor, colinabo, coles de Bruselas, palmitos, milamores, cebolla, calabaza, pepinos, rábanos, espinacas, espárragos, puerros, judías verdes, coles, setas, apio, hinojo, todas las lechugas, endivias, acelgas, berenjenas, calabacines, pimientos y hasta zanahorias y remolachas, siempre que no se consuman en todas las comidas.

Se prohíben los considerados feculentos: patatas, arroz, maíz, guisantes frescos y secos, habas, lentejas, alubias y judías. Sin olvidar el aguacate, que no es una verdura sino una fruta y, además, un oleaginoso muy graso.

Para los que adelgazan fácilmente, las alcachofas y los salsifíes también están autorizados, pero dejan de estar autorizados en caso de frenarse o estancarse la pérdida de peso. Tampoco deben consumirlos los más reacios a perder peso.

¿Cómo preparar estas verduras?

En crudités

Para todas las personas cuyo intestino tolera las verduras crudas, es siempre preferible consumir verduras en toda su frescura y sin cocerlas para evitar la pérdida de una buena parte de sus vitaminas.

El problema del aliño: Bajo apariencias inocentes, el aliño constituye uno de los mayores problemas de la dieta de adelgazamiento. En efecto, para mucha gente, las ensaladas representan la base misma de una alimentación de régimen, poco calórica y rica en fibras y en vitaminas, lo cual es perfectamente cierto, pero implica olvidar la salsa de acompañamiento que trastoca radicalmente este bonito conjunto de cualidades. Para tomar un ejemplo sencillo, vemos que en una ensaladera corriente, con dos buenas lechugas o endivias y 2 cucharadas de aceite, hay 20 kcal de ensalada y 280 kcal de aceite..., una invasión insidiosa que explica el fracaso de tantas dietas a base de ensaladas, ya que no se tiene en cuenta el valor calórico de las salsas.

Hay que aclarar también una ambigüedad relativa al aceite de oliva. Si bien todo el mundo reconoce el papel de referencia que asume ese aceite mítico y emblemático de la civilización mediterránea en la protección cardiovascular, no por ello deja de tener tantas calorías como los demás aceites del mercado.

Por todo ello, durante las dos primeras fases propiamente de adelgazamiento, el ataque y el crucero, resulta fundamental evitar preparar las verduras y los crudités con alguna salsa hecha con cualquier aceite de mesa.

La vinagreta de parafina

Es la mejor solución sustitutiva, siempre que no haya prejuicios ni diarrea crónica.

El aceite de parafina o el aceite acalórico de Ordesa presentan dos ventajas fundamentales: no contienen= ninguna caloría y, como son muy lubrificantes, facilitan el tránsito intestinal. Al margen de lo que haya podido oír acerca de estos aceites, no se preocupe: su uso, incluso prolongado, no plantea ningún problema. El único inconveniente concierne a las dosis, que, si son demasiado elevadas, pueden comportar el riesgo de leves pérdidas que manchen la ropa interior.

Para evitar este tipo de inconvenientes y aligerar la consistencia algo más pesada que la del aceite de mesa, coja un pote y ponga la siguiente mezcla:

- 1 cucharada de mostaza fuerte (de Dijon) o, mejor aún, de mostaza en granos.

- 5 cucharadas de vinagre balsámico.
- 1 cucharada de agua con gas.
- 1 cucharadita de aceite de parafina, o acalórico de Ordesa.
- Si le gusta el ajo, deje un buen diente en remojo en el fondo del pote y añada 7 u 8 hojas de albahaca.

Anteponga el agua de Perrier, que facilita la emulsión de la parafina.

Sería una lástima que no le gustase el vinagre balsámico, porque es el más sensorial, pero siempre puede elegir otro si rebaja un poco la cantidad: 4 cucharadas para el vinagre de vino, de frambuesa o de Jerez, y 3 para un vinagre de alcohol.

Hay que tener presente que el vinagre es un condimento que puede tener un papel importante en el curso de cualquier régimen de adelgazamiento. De hecho, sabemos desde hace poco que el hombre puede percibir cuatro sabores universales: el dulce, el salado, el amargo y el agrio, y el vinagre es el único alimento del registro alimentario humano que nos proporciona esa preciosa y rara sensación del agrio.

Por otra parte, estudios recientes han demostrado la importancia de las sensaciones gustativas, de la cantidad y la variedad de sabores para producir hartazgo y saciedad.

Hoy se sabe, por ejemplo, que ciertas especias de sabores extremos, sobre todo el clavo, el jengibre, el anís estrellado y el cardamomo, facilitan la acumulación de sensaciones intensas y penetrantes que pueden aumentar la capacidad del hipotálamo, centro cerebral responsable de contabilizarlos hasta alcanzar la saciedad. Por eso es de suma importancia utilizar todo lo posible, y mejor al principio de la comida, la totalidad de estas especias e intentar acostumbrarse a ellas si no se es un incondicional de ellas.

La salsa de yogur o de queso blanco

Los que no se decidan a usar la parafina pueden preparar una salsa sabrosa y natural con un lácteo desnatado.

Elija un yogur natural clásico, más untuoso que el yogur desnatado y muy poco más calórico.

Añada una cucharada de mostaza de Dijon y bata para montar la mezcla como si fuera una mayonesa, hasta que forme una masa.

Añada finalmente un chorrito de vinagre, sal, pimienta y hierbas.

Como guarnición cocida

Ha llegado la hora de utilizar las judías verdes, las espinacas, los puerros, las coles de todo tipo, las setas, las endivias a la brasa, el hinojo y la remolacha.

Esas verduras pueden cocerse en agua, hervidas o, mejor aún, al vapor para que conserven el máximo de vitaminas.

También se pueden preparar al horno con el jugo de la carne o el pescado. Algunos ejemplos: lubina con hinojo, dorada al tomate o col rellena de carne de buey.

Por último, la cocción en papillote combina todas las ventajas, tanto en cuanto al gusto como al valor nutritivo. El pescado se cocina especialmente bien en papillote, sobre todo el salmón, que conserva su suavidad sobre un lecho de puerros o de caviar de berenjenas.

La introducción de las verduras después del período de ataque aporta frescura y variedad al régimen de ataque inicial. Lo hace más fácil y agradable. En adelante, será cómodo empezar la comida con una ensalada bien aliñada, rica en colores y sabores, o con una sopa, para la cena en invierno, para después pasar al plato de carne o de pescado hechos a fuego lento con las verduras perfumadas y aromatizadas.

Cantidad autorizada de verduras

En teoría, la cantidad es ilimitada. Pero se aconseja no saltarse los límites del sentido común únicamente para desafiar esa falta de restricción. Conozco a pacientes que se acomodan delante de enormes ensaladeras y que picotean sin hambre, como si mascaran un chicle. Cuidado con esta tentación, las verduras no son inofensivas, tómelas hasta calmar por completo el hambre, pero no más. Eso no cambia en nada el principio de no limitación cuantitativa que se halla en el núcleo del régimen: cualquiera que sea la cantidad ingerida, la pérdida de peso se mantendrá, pero a un ritmo menos sostenido y por ello menos alentador.

Le tengo que avisar, a este respecto, de una reacción que ocurre a menudo al pasar del régimen de ataque estrictamente proteico al régimen mejorado por la incorporación de las verduras.

En muchos casos, el adelgazamiento ha sido espectacular durante la primera fase y, luego, tras la incorporación de las verduras, la báscula parece inmovilizada: deja de bajar y hasta parece volver a subir ligeramente. No se preocupe, no anda por mal camino ¿pero que está pasando?

En el curso de la fase de ataque, al ceñirse a los alimentos proteicos, la alimentación produce un fuerte efecto hidrófugo que, además de quemar grasas de reserva, expulsa grandes cantidades de agua estancadas en el organismo. La importancia de la pérdida masiva que registra la báscula se explica por ese efecto de eliminación de agua y grasa.

Pero, tan pronto como las verduras se añaden a las proteínas, el agua, eliminada artificialmente, vuelve, lo que explica ese estancamiento repentino e incomprensible. La pérdida real de peso, que está relacionada con las grasas quemadas, sigue su curso, aunque se reduzca por la introducción de las verduras, pero queda ocultada por la vuelta del agua. Un poco de paciencia y, con retomar el régimen de proteínas puras, esa gran descarga de agua volverá a producirse, revelando el peso realmente perdido.

Tenga presente, sin embargo, que en este período de régimen alternado que deberá seguir hasta obtener el peso marcado, siempre es la fase de proteínas sin verduras que actúa como locomotora y garantiza la eficacia global. No se sorprenda, pues, al ver el peso bajar por escalones: caída con las proteínas puras y estancamiento con la reintegración de las verduras.

Ritmo de alternancia

El régimen de proteínas alternativas, que se beneficia del impulso y de la rapidez adquirida provenientes del régimen de ataque de las proteínas puras, tiene a partir de ahora la responsabilidad de llevarle hasta el peso elegido. Ocupará pues la parte más grande del adelgazamiento en sí del plan Dukan.

El añadido rítmico de las verduras disminuye mucho el impacto de las proteínas puras y da al conjunto de este segundo régimen un ritmo sincopado, tanto por lo que se refiere a la organización de las comidas como para los resultados conseguidos. De hecho, la pérdida de peso se concentrará, en el transcurso de las semanas, en los períodos de proteínas puras, cuando el organismo no pueda resistir a la intensidad del régimen; pero, cada vez que regresen las verduras, el cuerpo volverá a tomar el mando y estará capacitado para resistir. Por lo que el conjunto se desarrollará como una sucesión de pausas y de aceleraciones, una serie de conquistas seguidas de descansos, que le llevarán, sin embargo, y por esta alternancia, al objetivo.

¿Qué ritmo de alternancia tendrá que seguir este régimen?

Ya he tratado este punto, pero lo repito sucintamente.

- El ritmo más eficaz a corto plazo es el 5/5, cinco días de régimen de proteínas puras seguidos de otros cinco de proteínas combinadas con verduras. Aunque no sea el más fácil, tiene una salida fulgurante, pero puede llegar a cansar, con los riesgos que eso implica.

- Otra solución es la cadencia 1/1, un día de proteínas puras alternado con un día de proteínas + verduras. Esta alternancia tiene un arranque algo menos rápido, pero en 20 días habrá recuperado el retraso. Resulta más fácil de seguir a largo plazo y genera menos frustración.
- Existe una tercera solución adecuada para sobrecargas mínimas, la cadencia 2/5, que combina dos días a la semana de proteínas puras, el lunes y el jueves, con cinco días de proteínas + verduras.
- Una variante del 2/5 es el 2/0, es decir, dos días de proteínas puras por semana (lunes y jueves) y cinco días normales, sin régimen particular, pero sin excesos. Son el régimen y la cadencia que más convienen a las mujeres con celulitis, a menudo muy delgadas de la parte superior del cuerpo, pecho y rostro, y que lucen caderas y, sobre todo, muslos exuberantes.

Este régimen permite, sobre todo si se combina con un tratamiento local (mesoterapia) y un tratamiento con Centella Asiática en cantidades suficientes, obtener los mejores resultados locales al evitar al máximo la parte superior del cuerpo.

El salvado de avena

Durante la fase de crucero, hay que consumir dos cucharadas soperas de salvado de avena al día y prepararlo del mismo modo que en la fase de ataque.

El ejercicio físico

Andar 30 minutos. Si pasa por un rellano de estancamiento, pase a 60 minutos diarios durante cuatro días solamente para «romper este rellano».

¿Qué pérdida de peso se puede esperar?

Cuando el sobrepeso es muy importante, alrededor de 20 kg o más, es difícil establecer la pérdida conseguida cada semana, pero la experiencia demuestra que la pérdida se estabiliza de media en 1 kg por semana aproximadamente.

Durante la primera mitad del régimen, la pérdida suele superar 1 kg; se aproxima al kilo y medio al inicio del régimen, lo que permite habitualmente perder los diez primeros kilos en poco menos de dos meses.

Tras los primeros meses, la curva de peso se curva progresivamente, debido a un mecanismo metabólico de defensa que describiré con detalle en el momento del régimen de consolidación, tercera fase del plan. La curva se estabiliza un tiempo alrededor de 1 kg por semana, antes de bajar del nivel psicológico de 1 kg, con algunos períodos de estancamiento en los momentos de descuido o, para las mujeres, durante el síndrome premenstrual.

Hay que recordar que el organismo acepta perder sus primeros kilos sin ofrecer demasiada resistencia. Sin embargo, reacciona de manera mucho más decidida cuando crece la amenaza de saqueo de sus reservas.

En teoría, éste sería el momento adecuado para intensificar aún más el régimen. Pero, en la práctica, suele ocurrir al revés. Hasta las voluntades más sólidas acaban en ocasiones por erosionarse, cuando las tentaciones rechazadas durante tiempo y las satisfacciones diferidas se vuelven más insistentes. Pero no es éste el verdadero peligro. La pérdida de los diez primeros kilos implica una clara mejoría del estado general: regresan la forma y la elasticidad, desaparece el jadeo, afluyen los piropos y, con ellos, la satisfacción de poder ponerse de nuevo la ropa prohibida.

La combinación de todo ello, además del clásico argumento de «sólo esta vez», hace que la bonita y sincera determinación inicial deje paso a descuidos seguidos por retornos drásticos al régimen que generan una situación caótica con altibajos, que puede volverse rápidamente peligrosa.

En estas condiciones, la persona con sobrepeso, hasta entonces victoriosa, corre el peligro de dormirse en los laureles, estancarse y acabar renunciando a su apuesta. Hay que tener presente que, a medio recorrido, en las aguas turbias del hastío y de la autosatisfacción propias de todo régimen prolongado de adelgazamiento, un obeso de cada dos cae en esa trampa y se derrumba.

En este caso, hay tres maneras posibles de evolucionar:

- O renunciar al régimen y hundirse en comportamientos revanchistas y compulsivos, no sin un profundo sentimiento de fracaso que lleva a recuperar peso muy deprisa y, a menudo, a superar el peso inicial.
- O reponerse y, después de recargar baterías, retomar con firmeza el régimen inicial y aguantar hasta alcanzar el objetivo marcado.
- O sentirse incapaz de seguir adelante, pero hacer todo lo posible para conservar como mínimo el fruto de los esfuerzos realizados y, para ello, interrumpir la fase de adelgazamiento para pasar directamente a la fase de consolidación, mucho más diversa y cuya duración se puede determinar con facilidad (10 días por kilo perdido), antes de llegar al régimen de estabilización definitiva que deja rienda suelta a la espontaneidad alimenticia, con un solo día de régimen de proteínas puras por semana a modo de recordatorio.

¿Cuánto tiempo tiene que durar el régimen?

El régimen de crucero es la etapa más importante y estratégica del período de adelgazamiento, la que le lleva a su objetivo: su Peso Ideal.

Tiene la responsabilidad, tras el arranque fulgurante del régimen de ataque, de llevarle de un tirón hasta el peso deseado y marcado desde el principio.

Para el caso de una obesidad clara con un sobrepeso de 20 kg, podemos esperar conseguir, si el caso no presenta dificultades específicas, esta pérdida en 20 semanas de régimen alternativo, es decir, en algo menos de cinco meses.

Cuando el caso es más complicado:

- Bien por motivos de tipo psicológico, como una voluntad débil, una motivación poco clara.
- Bien por motivos fisiológicos, como una propensión familiar a la obesidad.
- Bien por motivos históricos, como una trayectoria llena de dificultades y la práctica de múltiples regímenes elegidos y llevados inadecuadamente, o dejados a medio camino.
- O bien, por último, en la mujer, por hallarse en medio de una de las peligrosas encrucijadas de la vida hormonal, en la época de la prepubertad con la llegada de reglas irregulares, durante el embarazo y, sobre todo, en las épocas de premenopausia o menopausia confirmada, y muy especialmente al iniciar un tratamiento de sustitución hormonal poco sutil.

En todos estos casos, la progresión de la pérdida se frena y necesita ajustes especiales. Sin embargo, incluso para estos casos difíciles, el impulso del régimen inicial sigue siendo igual de contundente, como también el ritmo de las dos o tres primeras semanas que vence todas las resistencias e inhibiciones latentes, lo que suele proporcionar una pérdida de entre 4 y 5 kg.

A partir de entonces, los viejos demonios pueden reaparecer y frenar el ritmo.

- El sujeto que presenta una fuerte predisposición al sobrepeso se situará, en poco menos de un mes, por debajo del umbral de

1 kg por semana, manteniendo un ritmo aceptable de 3 kg por mes durante 2 o 3 meses, lo que totaliza, con la pérdida inicial, unos 15 kg. Llegado a este punto, la pérdida mensual se reducirá aún más y se estabilizará alrededor de 2, o incluso 1,5 kg por mes. Se planteará, entonces, la siguiente pregunta: ¿vale la pena seguir? En general, la respuesta es que no. Salvo algún caso específico para el que haya una indicación expresa de pérdida de peso, como una diabetes amenazadora o una artrosis grave e inoperable, o por algún motivo personal imperativo, es preferible no insistir para no hacer peligrar el resultado conseguido, recoger sus beneficios mediante la consolidación y, luego, la estabilización, y esperar días mejores hasta que el organismo vuelva a la calma para alcanzar el objetivo que se marcó en un principio.

Balance del proceso: 15 kg perdidos en 4 meses de régimen alternativo.

- El sujeto falto de motivación o poco voluntarioso lo tiene más difícil. Él también perderá los 4 o 5 primeros kilos, y enseguida aparecerán la tentación y los descuidos. En el mejor de los casos, si sus familiares están cerca y dispone de una ayuda constante, especialmente de su médico, puede esperar una pérdida complementaria de 5 kg en 5 semanas, antes de pasar urgentemente a la consolidación y aún más rápidamente a la estabilización definitiva que deberá imponerle, a pesar de todo, un día a la semana de régimen de proteínas puras de por vida. Esta condición se acepta por completo desde el principio o hay que evitar categóricamente entrar en este plan.

Balance del proceso: 10 kg en dos meses y medio de régimen alternativo.

- Quien ya haya probado varios regímenes mal elegidos o mal llevados encuentra aquí su mejor indicación. Para él también, el régimen de ataque actuará como un buldózer que se burlará de cualquier resistencia. Él también se beneficiará de los 5 primeros kilos perdidos en tres semanas y, si se atiene firmemente a las consignas precisas del plan y de los cuatro regímenes integrados sucesivos, podrá seguir adelgazando sin pausa hasta llegar a los 20 kg en 6 meses de régimen alternativo, es decir, una diferencia mínima con los casos sencillos, porque la habituación a los regímenes previos está vinculada a las fases de proteínas combinadas con verduras, y no a los períodos de proteínas puras. Tenga presente que el plan Dukan se puede retomar posteriormente sin riesgos mayores de desgaste; esta resistencia a la habituación se debe al impacto de las proteínas alternativas.

- La mujer próxima a la menopausia. Experimenta sucesivamente la premenopausia y la plena menopausia y se enfrenta a esa época de la vida en que el riesgo de sobrepeso es mayor, muy especialmente si ya tenía unos kilos de más. Al atravesar ese largo túnel que en algunos casos puede durar hasta diez años, entre los 42 y los 52 años, está sometida a una irradiación hormonal excesiva, y luego disociada, antes de apagarse a veces bruscamente bajo una avalancha de sofocos.

Pero, por curioso que parezca, es entre esas mujeres maltrechas por esta tormenta psicológica donde se encuentran las luchadoras más determinadas y valientes, aquellas que con seguridad llevarán su proyecto hasta sus últimas consecuencias, pase lo que pase. En esa mujer, hay una resistencia tan fuerte al régimen que incluso le puede costar arrancar los diez primeros kilos que todas las otras categorías consiguen sin esfuerzo alguno. Resulta, pues, imperativo para ella poner orden en su situación hormonal, antes de adoptar el plan. Eso le corresponde al ginecólogo o al médico de cabecera, pero debe tener presente que el incremento de peso producido por la menopausia no es ninguna fatalidad; si bien hay un período difícil, puede superarlo después de un tiempo de espera vigilante que sólo dura entre seis meses y un año, y el mejor modo para llegar a perder peso de manera eficiente suele ser la instauración de un tratamiento hormonal, si está bien llevado, empezando con dosis más ligeras hasta alcanzar progresivamente la dosis eficaz.

Balance del proceso: sin intervención sobre el terreno ni regulación hormonal especializada, la pérdida de 20 kg puede tardar un año, lo que puede parecer mucho tiempo, pero hay muchas mujeres que lo hacen. Con una ayuda especializada bien orientada, la elección de hormonas naturales y el posible uso de antialdosterona que facilita las eliminaciones y los edemas irreducibles, los 20 kg pueden obtenerse en seis o siete meses de régimen alternativo.

Resumen recordatorio del régimen de crucero

Se mantienen todos los alimentos autorizados en el régimen de ataque y se añaden las verduras crudas o cocidas, sin restricción de cantidad, mezcla ni horas: tomates, pepinos, rábanos, espinacas, espárragos, puerros, judías verdes, coles, champiñones y setas, remolacha, hinojo, todas las lechugas, endivias, acelgas, berenjenas, calabacines, pimientos, y hasta zanahorias y remolachas, siempre que no se consuman en todas las comidas. Durante toda la fase de crucero, alterne un período de proteínas con verduras y otro de proteínas sin verduras hasta alcanzar el peso anhelado.

¡Atención!

Si ha llegado a este punto de su hoja de ruta, siguiendo mi plan, y ha conseguido su Peso Ideal, le felicito por ello. Sepa que se encuentra a las puertas de una frontera decisiva para el futuro de su peso.

Según mis estadísticas, tengo que informarle de lo siguiente:

- **El 50 % de los lectores se detiene aquí por considerar que ya se ha curado. Olvida que todavía quedan dos fases por cumplir y que sólo éstas le pueden garantizar que mantendrá este peso a largo, muy largo plazo. Todos estos impacientes, sin excepción, vuelven a engordar o emprenden un camino caótico abocado al fracaso. Ya están avisados.**
- **La mitad restante de los lectores no se detiene aquí y me sigue en la tercera fase de consolidación. El 85 % de ellos llega hasta el final y obtiene un peso consolidado. Es mejor, pero no suficiente.**

Únicamente aquellos y aquellas que se adentran en la cuarta y última fase de estabilización definitiva y la siguen alcanzan el único objetivo valioso: «curarse del sobrepeso».

Espero de todo corazón, lector, que no se detendrá aquí y que llevará a cabo nuestro proyecto común. De lo contrario, habré hecho lo habitual desde hace sesenta años: le habré llevado al desierto conmigo para abandonarle a las puertas del oasis.

El régimen de consolidación del peso perdido: una etapa de transición imprescindible

Ya hemos llegado, bien al peso ideal, bien al peso conveniente que se marcó al iniciar el régimen o bien a un peso con el que se conforma para salir del paso o que se considera como una victoria a medias, teniendo en cuenta que el esfuerzo para proseguir resultaba demasiado costoso y amenazaba con poner en peligro el proyecto en conjunto.

La época de las fuertes restricciones ya ha pasado; ha alcanzado terreno llano. Su organismo y usted mismo han realizado un esfuerzo prolongado. Ha obtenido su recompensa, pero corre un inmenso peligro: el triunfalismo. Aunque se encuentre en el peso que le conviene, este peso aún no es su propiedad. Está en la situación de un viajero en un tren que, al hacer una breve parada en la estación de una ciudad desconocida, se cree ciudadano de la localidad aunque no la conozca ni la haya habitado nunca. No hay nada menos seguro; el tren puede salir en cualquier momento, y si decide quedarse, todavía le queda por llevar sus maletas a la ciudad, encontrar alojamiento, un empleo y amigos. Ocurre lo mismo con el peso que acaba de obtener; sólo será realmente suyo cuando haya dedicado tiempo a domesticarlo, cuando le haya dedicado el esfuerzo mínimo que necesita para mantenerse.

Deje, pues, esas ilusiones que le llevan a pensar que, por fin, se ha quitado de encima los problemas de peso y puede retomar, desde ahora, sus antiguas costumbres.

Sería un desastre; las mismas causas producen los mismos efectos, y no tardaría en volver a su peso inicial. Tampoco se trata de mantener indefinidamente el tipo de alimentación de combate que ha estado tomando hasta ahora. ¿Quién podría aguantarlo?

Sin embargo, el sobrepeso que le llevó a seguir ese régimen, sobre todo si era significativo o, peor aún, reincidente, no era fortuito. Puede que tenga un origen familiar o que lo haya adquirido, pero a partir de ahora está registrado en su disco duro, como la información grabada en un ordenador, y no saldrá de allí. Por lo tanto, tendrá que encontrar en el futuro un medio, lo menos fastidioso posible, que se incorpore a su modo de vida, para luchar contra esa tendencia y no volver a engordar.

Este medio existe, es el tema de la cuarta fase de este plan y su régimen de estabilización definitiva.

Pero todavía no ha llegado a este punto, porque su organismo sigue bajo los efectos de las restricciones del régimen al que se ha sometido durante los últimos meses. Usted sigue siendo un candidato propenso al sobrepeso, y esta tendencia a echar carnes se ha visto incrementada notablemente por las reacciones de defensa del organismo causadas por el saqueo de sus reservas.

Por ello, primero tiene que hacer las paces con su cuerpo, que sólo está esperando la oportunidad de reconstituir sus reservas. Éste es el objetivo de la etapa de consolidación del peso perdido que le voy a proponer aquí y que, al concluir, le abrirá las puertas del sueño de cualquier candidato al adelgazamiento: la estabilización definitiva, con la medida mínima que implica, un día a la semana de seguridad; éste será el tema del cuarto y último régimen del plan Dukan.

Para que pueda seguir adecuadamente la etapa de consolidación que le voy a proponer, tiene que entender por qué es por ahora demasiado vulnerable, y su cuerpo, demasiado sensible y sometido al efecto rebote para poder pasar directamente a la estabilización.

Tras esta breve e ineludible explicación teórica, veremos detalladamente cómo hay que seguir en la práctica esta etapa de consolidación, con qué alimentos y durante cuánto tiempo.

El efecto rebote

Cuando un organismo acaba de perder un buen número de kilos por la acción de un régimen eficaz, aparecen distintas reacciones que concurren para que recupere el peso perdido.

¿Cómo explicar estas reacciones? Para entenderlas, hay que comprender el significado de la formación de grasas de reserva para un organismo normal. El almacenamiento de la grasa a partir de una alimentación con aportes superiores a los gastos es un medio sencillo para ahorrar un excedente de calorías inservibles en aquel momento, pero que es importante no dejar escapar para poder utilizarlas más adelante, en caso de que las fuentes alimenticias llegasen a agotarse.

Ésta es la manera más sencilla que ha inventado la naturaleza para preservar y almacenar energía en la forma más concentrada que se conoce en el reino animal (1 g de grasa = 9 calorías).

Hoy en día, en un mundo donde la comida es tan fácilmente asequible, nos podemos plantear el porqué de estos mecanismos.

Pero, una vez más, hay que recordar que nuestras estructuras biológicas no se diseñaron para el mundo como es ahora: se consolidaron en una época en la que el acceso a la comida era ocasional, aleatorio, y siempre venía a recompensar una actividad o una lucha encarnizada.

Para los primeros seres humanos, la posesión de estas grasas, que hoy nos molestan, debió de representar una valiosa herramienta de supervivencia.

Dicho de otro modo, la programación biológica del organismo ha evolucionado poco desde los orígenes, y sigue dando la misma importancia a las grasas que le dan seguridad, y vive con cierta angustia su saqueo.

Al adelgazar, el organismo corre el riesgo de encontrarse totalmente desprovisto frente a cualquier contratiempo alimenticio. Por eso reaccionará, porque está biológicamente amenazado. Y todas sus reacciones tendrán un único objetivo: reconquistar cuanto antes la mayor parte de las grasas perdidas. Para ello, su cuerpo dispone de tres recursos eficientes:

- El primero consiste en despertar y agudizar la sensación de hambre responsable del comportamiento de apetencia por la comida, y esa reacción es más fuerte todavía cuando el régimen ha sido frustrante. A nivel psicológico e instintivo, la frustración alimenticia más grande la producen las comidas en polvo, responsables de explosiones de bulimia y de comportamientos compulsivos cuando estas dietas han sido demasiado exclusivas y prolongadas.

- El segundo recurso que utiliza el organismo consiste en reducir los gastos de energía. Cuando una persona tiene menos ingresos, su primera reacción es reducir gastos. Los organismos biológicos desarrollan una reacción similar.

Por eso, en el curso de regímenes de adelgazamiento, muchos pacientes se quejan de sentir frío. Es la consecuencia de la reducción de los gastos de calefacción.

Lo mismo ocurre con el cansancio, sensación que tiene por objetivo quitar las ganas de hacer esfuerzos inútiles. Cualquier actividad excesiva se hace penosa, cada gesto se realiza a cámara lenta. Grandes consumidores de energía, la memoria y el esfuerzo intelectual también se resienten de ello. La necesidad de descanso y de sueño, esas fuentes de ahorro, es más imperiosa. El cabello y las uñas crecen más despacio. En resumen, en fase de adelgazamiento prolongado, el organismo se adapta hibernando.

- Finalmente, la tercera reacción del organismo, la más eficaz y la más peligrosa, tanto para quien intenta adelgazar como para el candidato a estabilizarse, consiste en asimilar mejor las calorías alimenticias y sacar el máximo provecho de ellas.

Una persona que sacaba habitualmente 100 calorías de un inofensivo bollo de leche conseguirá la hazaña de extraer 120 o 130 al final del régimen. Cada alimento pasará por el tamiz y soltará su meollo más sustancioso. Este incremento del rendimiento en la extracción de calorías se produce en el intestino delgado, interfaz entre el medio exterior y la sangre.

Aumento del apetito, reducción de los gastos y máximo aprovechamiento aúnan sus esfuerzos para convertir el antiguo gordo que adelgazó en auténtica esponja de calorías.

Suele ser en este momento cuando nuestro paciente, satisfecho con el resultado obtenido, considera que ya puede bajar los brazos y dejarse llevar por sus antiguas costumbres. Ésta es la causa más natural y frecuente de volver a engordar rápidamente.

Por lo tanto, el período en que conviene estar más alerta es después de un régimen bien llevado, cuando ya se ha alcanzado el peso deseado. Ese período se llama el rebote porque, como una pelota que acaba de tocar el suelo, el peso tiende a rebotar.

¿Cuánto tiempo dura esta reacción de rebote?

Actualmente, no existe medio natural ni terapéutico alguno que permita luchar contra el rebote. La mejor manera de protegerse es, primero, conocer su duración para hacerle frente durante este período de tiempo, claramente identificado, con una estrategia alimenticia adecuada.

Después de estudiar detenidamente los efectos del rebote sobre un amplio grupo de pacientes, he llegado a la conclusión de que el período de mayor riesgo de volver a engordar dura unos 10 días por kilo perdido, es decir, 30 días para 3 kg y 100 días para 10 kg.

A esta regla le doy mucha importancia, porque, también aquí, es la imprecisión o la falta de información lo que representa el mayor riesgo para el gordo que acaba de clausurar el régimen. Para quien acaba de adelgazar, conocer el peligro y su duración puede ser de mucha ayuda para superar el período de transición y aguantar, sin sufrir demasiado, el esfuerzo complementario ineludible para neutralizar el rebote.

Sólo dejando pasar el tiempo, sin relajamiento excesivo, permitirá sosegarse a su organismo, reactivo, conservador y en alerta. Al final del túnel le esperan un mar tranquilo y mi plan de estabilización definitiva, con tres medidas sencillas, concretas e indoloras, entre las cuales está el famoso jueves de proteínas.

Mientras tanto, tendrá que seguir un nuevo régimen, un régimen de apertura que no es un régimen de adelgazamiento, porque ya no se trata de adelgazar, pero tampoco todavía un régimen libre de cualquier tipo de compromisos; se trata de una libertad vigilada orientada a domar las reacciones excesivas del organismo e impedir el rebote del peso.

¿Cómo elegir un peso de estabilización adecuado?

Resulta difícil iniciar la estabilización, sobre todo cuando uno tiene en mente hacer lo que sea para no recuperar nunca el peso que tanto le costó perder, sin tener un objetivo de peso concreto, a falta de haber definido con vistas al futuro un peso gratificante y que se pueda conservar. Debo darle mi opinión sobre ese asunto, porque he visto demasiados fracasos causados principalmente por una elección poco realista del peso de estabilización.

Existen numerosas fórmulas abstractas para intentar determinar el peso ideal en función de la estatura, la edad, el sexo y la osamenta.

Teóricamente, todas estas fórmulas se pueden aplicar, pero me inspiran poca confianza, ya que remiten a personas estadísticas que no existen en realidad. Tampoco tienen en cuenta un factor que causa la marginalidad del obeso: la propensión a engordar.

Me inclinaría, pues, por sustituir este peso teórico por el concepto más válido de *peso estabilizable*, ya que, para una persona dada, no todos los pesos pueden estabilizarse. Y no se parecen en nada.

Para determinar un peso adecuado de estabilización, no hay nada como pedirle al gordo que defina él mismo el peso que le resulta más fácil alcanzar, y a partir del que se siente bien consigo mismo. Y eso por dos razones:

Primero, cualquier obeso se habrá dado cuenta de que existen niveles de peso en los que adelgaza con facilidad, otros en los que le cuesta más y, finalmente, unas zonas extremas en las que, cualquiera que sea el régimen seguido, su peso se quedará misteriosamente inmovilizado. En su experiencia aparece el concepto de «meseta» que resulta difícil salvar.

El intento de estabilizar su cuerpo en esta última zona está condenado al fracaso, porque el esfuerzo necesario para alcanzarla resulta desproporcionado al resultado obtenido. Suponiendo, con todo, que se haya alcanzado este peso, serían necesarios demasiados esfuerzos, insostenibles a largo plazo, para intentar conservarlo.

Además, en casos de sobrepeso crónico, el concepto de bienestar me parece mucho más relevante que el valor simbólico de un número abstracto y supuestamente normal. No hay nada despectivo en ello, pero implica que no hay que recomendarle un peso de estabilización inadaptado a su temperamento. Lo único que necesita es poder vivir normalmente aceptando un peso con el que se sienta cómodo. Ya será una hazaña poder conservarlo.

Finalmente, el gordo tiene que conservar en su recuerdo los pesos máximo y mínimo que haya alcanzado en el curso de sus fuertes variaciones de peso. Porque su organismo registró para siempre el peso máximo que alcanzó, independientemente del tiempo que lo haya llevado. Tomemos un ejemplo concreto:

Fíjese en una mujer de 1,60 m que llegó a pesar 100 kg, aunque fuera sólo un día de su vida. Nunca jamás esta mujer podrá esperar estabilizarse en los 52 kg que algunas tablas teóricas podrían sugerirle. La memoria biológica de su organismo conservará un recuerdo de su peso máximo que no se borrará nunca. Parece mucho más acertado proponerle alcanzar y conservar los 70 kg, siempre que ella se sienta cómoda con este peso.

Por último, hay que quitarse de encima otro cliché equivocado. En su mayoría, los gordos y los menos gordos creen que, para estabilizarse mejor en un peso dado, tienen que adelgazar un poco más para conservar un margen de seguridad de un par de kilos que les dará tiempo para reaccionar.

Más que un error, intentar alcanzar 60 kg para estabilizarse en los 70 es una falta, porque el esfuerzo de voluntad desperdiciado en ello se echará dolorosamente en falta a la hora de iniciar la estabilización. Es más, cuanto más se intente rebajar el peso de un organismo, más reactivo se volverá y más tenderá a rebotar hacia arriba.

En conclusión, hay que elegir un peso al mismo tiempo «asequible y que se pueda conservar», lo suficientemente alto para poder alcanzarlo sin quedarse a medio camino, y lo suficientemente bajo para que le proporcione gratificación y el bienestar suficiente para querer conservarlo.

A ese peso, lo llamo Peso Justo. Es diferente del Índice de Masa Corporal (IMC), que resulta interesante para identificar grupos con riesgo, pero no para determinar un peso personal y marcar un objetivo estratégico.

¿Cómo determinar el Peso Justo?

Por definición, ese peso es personal; para que sea pertinente y operacional, tiene que integrar el sexo y la edad, a fin de poder diferenciar los morfotipos de la mujer y del hombre y, sobre todo, las diferentes exigencias de él y ella en cuanto a delgadez. Asimismo, es sabido que cada década hace aumentar 800 g el peso de equilibrio en las mujeres, y 1,2 kg en los hombres. Además ¿cómo podría pasarse por alto la diferencia entre las necesidades y, sobre todo, las posibilidades de alcanzar un peso con 20 o con 50 años? Por otra parte, la herencia también tiene que tomarse en cuenta en esta búsqueda del Peso Justo. No tendría sentido pedir a una mujer procedente de una familia de obesos que aspirara al mismo peso de equilibrio que una mujer descendiente de una familia de constitución delgada. Pero hay más: resulta absolutamente imprescindible tomar en cuenta el historial de sobrepeso de cada persona, el momento crucial del desarreglo, la infancia, la adolescencia, la primera píldora anticonceptiva, los embarazos, la premenopausia, un estrés grave, un tratamiento medicamentoso, una depresión... Cada caso es único y debe integrarse en la resultante indicada. Conviene igualmente tener en cuenta lo que he llamado «la amplitud ponderal», es decir, la diferencia entre el peso mínimo que se haya alcanzado después de los 20 años y el peso máximo alcanzado fuera de embarazos. Esta amplitud refleja tanto lo que está registrado en la memoria biológica del cuerpo —y ya no saldrá de allí—, como el número y el tipo de regímenes seguidos. Porque existen regímenes de los que el cuerpo no acabará nunca de recuperarse, unos regímenes contranaturales que provocaron «angustias corporales». El más famoso de éstos es el de los sustitutos en bolsitas o en polvos, que chocan de frente con la alimentación humana natural. El ser humano no está programado para alimentarse de polvos. Puede hacerlo durante un tiempo muy limitado, pero, si adelgaza alimentándose de estos polvos, puede desarrollar una reacción de tipo aversivo con la que se volverá resistente a otros métodos naturales. El ayuno consistente en no ingerir nada más que agua resulta catastrófico para la masa muscular, en la que el cuerpo encontrará las proteínas indispensables para la supervivencia. Sin embargo, el ayuno es infinitamente más natural que alimentarse de polvos: de hecho, es frecuente que un depredador falto de presas tenga que ayunar durante unos días.

Como vemos, numerosos parámetros entran en la determinación del Peso Justo, que es necesario conocer para establecer una hoja de ruta. Demasiados para que sea posible determinarlos con sólo una hoja de papel y un bolígrafo.

Aunque, por el momento, existe sólo en su versión en francés, si conoce usted este idioma o si tiene a alguien que le pueda ayudar a entenerderlo, le aconsejo visitar la página www.regimedukan.com o www.livredemonpoids.com (en francés) y www.dietadukan.es (en español), donde encontrará un cuestionario gratuito con 11 preguntas; al rellenarlo, obtendrá enseguida su Peso Justo. Sabrá entonces dónde y a qué distancia se encuentra exactamente el centro de la diana y, con el arco y la flecha que yo le daré, tendrá muchas más posibilidades de darle en el blanco.

Práctica cotidiana del régimen de transición

Acaba de clausurar su último día del régimen de proteínas alternativas y en la báscula acaba de leer por primera vez un número determinante, su Peso Justo, el que confío que habrá conseguido obtener.

Si no es el caso, por lo menos el peso que se había marcado al empezar el régimen.

Como muchos antes de usted, llevados por el empuje, estará tentado de seguir para tener un margen de seguridad. No lo haga; la suerte está echada. Ha querido este peso, ya lo tiene, ahora debe poner todas sus fuerzas en el intento de conservarlo —y no se trata de un trámite, dado que *uno de cada dos fracasos se produce durante los tres primeros meses siguientes a la obtención del peso deseado.*

Duración del régimen

La duración de este régimen de transición se determina en función del peso perdido, a razón de 10 días de nuevo régimen por kilo perdido. Si acaba de perder 20 kg, tendrá que seguirlo durante 20 por 10 días, es decir, 200 días, o 6 meses y 20 días; para 10 kg, serán 100 días.

Con esta base, cada uno determinará con mayor facilidad el tiempo que le separa de la estabilización definitiva.

¿Cree que puedo aconsejarle ahora mismo el régimen de estabilización? No, ya lo sabe, ahora usted es demasiado vulnerable; es como un buceador que, al subir de las profundidades, debe realizar una parada de seguridad, y éste es el papel del régimen que le voy a proponer ahora.

Durante toda la fase de consolidación del peso, tendrá que seguir lo más estrictamente posible el siguiente régimen, que le permitirá consumir a su antojo los siguientes alimentos:

Las proteínas y las verduras

Hasta ahora, en el transcurso del régimen de crucero, se ha alimentado sucesivamente de proteínas y proteínas + verduras, por lo que conoce de sobras esas dos categorías de alimentos. En adelante, se ha acabado la alternancia; proteínas y verduras son suyas, plenamente, juntas y todavía a voluntad.

Proteínas y verduras le proporcionan una base estable e indispensable; sobre ésta, podrá a partir de ahora realizar la etapa de consolidación que estamos tratando, así como la estabilización definitiva que vendrá a continuación. Eso dice mucho del interés de estas dos grandes categorías de alimentos que podrá consumir, durante el resto de su vida, sin límite alguno de cantidad, a la hora que le apetezca y en las proporciones y mezclas que le convengan.

Es probable que conozca ya todos sus elementos, pero se los recordaré brevemente para evitar cualquier malentendido. Para más detalles, puede referirse a la lista completa que consta en los capítulos dedicados al régimen de ataque y al régimen de proteínas alternativas. Son los siguientes:

- las carnes magras; las partes menos grasas del buey, ternera y caballo,
- los pescados y mariscos,
- las aves de corral sin la piel, excepto el pato,
- los huevos,
- los lácteos desnatados,
- dos litros de agua,
- las verduras y las crudités.

Sobre esta base de proteínas y verduras a la que ya está acostumbrado, la consolidación abre las puertas a nuevos alimentos que mejorarán sus hábitos y que puede incorporar, desde ahora, en las proporciones y cantidades descritas a continuación.

Una porción de fruta al día

Aprovecharé esta oportunidad para hablar de este alimento que se suele considerar como el prototipo mismo del alimento sano.

Es cierto, pero a medias. Se trata de un producto estrictamente natural y desprovisto de toxicidad, y es una de las mejores fuentes conocidas de vitamina C y caroteno. Pero alrededor de estas dos ventajas se ha creado un mito a raíz de dos recientes preocupaciones de la civilización occidental: la vuelta incondicional a todo lo natural y la creencia en las virtudes mágicas de las vitaminas.

Sin embargo, todo lo natural no es sistemáticamente beneficioso, y las vitaminas tampoco son tan indispensables como lo pretende cierta moda importada de Estados Unidos.

En realidad, las frutas son el único alimento natural que contiene lo que los diabetólogos llaman azúcares de asimilación rápida. Todos los demás alimentos que nos los proporcionan son alimentos diseñados y elaborados por el hombre.

La miel, por ejemplo, es un alimento robado. Es una secreción animal, un tipo de leche de crecimiento destinado exclusivamente a las abejas inmaduras, que nos apropiamos sólo para el placer del paladar.

El azúcar refinado, el azúcar blanco, no existe con esta forma en la naturaleza. Es un alimento artificial extraído industrialmente de la caña de azúcar, o químicamente de la remolacha.

La fruta en sí, en estado salvaje, es un alimento poco común, que durante tiempo no era más que un accesorio de mesa, una recompensa colorada y gratificante para el hombre. Sólo gracias a la cultura intensiva y selectiva podemos tener hoy la ilusión de un abastecimiento fácil. Finalmente, en su mayor parte, las frutas muy dulces como el plátano o el mango eran en un inicio alimentos importados de regiones muy lejanas, que se incorporaron más recientemente en nuestra alimentación, gracias a los progresos de los medios de transporte, lo que explica posiblemente las alergias a veces graves, algunas mortales, a algunas frutas exóticas (kiwi o cacahuete).

En realidad, la fruta no es ningún prototipo de alimento sano y natural. Consumida en grandes cantidades, puede resultar peligrosa, especialmente para los diabéticos y —llegamos a lo nuestro— los gordos acostumbrados a picotear fruta entre las comidas.

Toda la fruta está autorizada con una cantidad de una porción al día, salvo el plátano, la uva, las cerezas y los frutos secos (nueces, avellanas, cacahuetes, almendras, pistachos y castañas de cajú).

Al hablar de porción, nos referimos habitualmente a una unidad, para las frutas de las dimensiones de una manzana, una pera, una naranja, un pomelo, un melocotón o una nectarina. Para la fruta pequeña o grande, es la ración habitual, es decir, una copa de fresas o de frambuesas; una buena tajada de sandía o de melón, un par de kiwis o de albaricoques de buen tamaño; un mango pequeño o medio si es grande.

Todas estas frutas son suyas a razón de una ración por día, no por comida.

Sin embargo, si tiene para elegir y se corresponde a sus preferencias, sepa que, en mi opinión, la mejor fruta para usted en el marco de la estabilización del peso se expresa por orden decreciente en la siguiente lista: primero, la manzana, cuyo alto contenido en pectina hace que sea una fruta beneficiosa para la línea; la fresa y la frambuesa, por el bajo valor en calorías, además de la imagen coloreada y festiva; el melón y la sandía por el alto contenido en agua y un valor energético bajo, con tal de no consumir más de una porción; el pomelo y, finalmente, el kiwi, la pera, la nectarina y el mango.

Dos rebanadas de pan completo al día

Si es propenso al sobrepeso, acostúmbrese a no consumir pan blanco. Es un alimento desnaturalizado por su modo de fabricación, amasado con una harina cuyo trigo se ha separado artificialmente de la escorza, el salvado. Esta separación facilita la obtención de harinas industriales, con las que se fabrica el pan blanco, un alimento refinado en exceso, dopado, que penetra demasiado rápida y masivamente en la sangre.

El pan completo o integral tiene un sabor igual de agradable y contiene una proporción natural de salvado. Y este salvado es un aliado de primer orden. Su estructura vegetal, su armazón fibrosa, es lo suficientemente sólida para resistir a la potencia de fuego de la digestión. Por ello, acelera el tránsito intestinal y genera en el colon una pantalla protectora entre la pared intestinal y los residuos peligrosos que se estancan y se concentran allí.

Cuidado, no hay que confundir salvado de trigo con salvado de avena: el salvado de trigo del pan completo es una fibra insoluble mientras que el salvado de avena es altamente soluble, lo que le permite hincharse en el estómago y distenderlo hasta la saciedad, y sobre todo secuestrar en el intestino parte de los nutrientes y sus calorías que se eliminarán en los excrementos.

Por ahora, y durante el período que atravesamos, sigue estando bajo estricta vigilancia, ya que aprovechará cualquier ocasión; pero, cuando haya alcanzado el nivel de estabilización definitiva, el pan ya no será de temer, y podrá consumirlo normalmente, con la única condición de que sea pan completo o, mejor aún, pan enriquecido con salvado.

Desde ahora, si es de los que toma pan para desayunar, puede untar con un poco de mantequilla light estas rebanadas de pan completo. Pero también puede consumirlas en otro momento del día: al mediodía en sándwich con carne fría o jamón, o incluso por la noche con una porción de queso, que es el próximo alimento que se incorporará a su lista.

Una porción de queso al día

¿De qué queso se trata y en qué cantidad se autoriza?

Por ahora, tiene derecho a todos los quesos de masa cocida: el Babybel, el queso de bola, el tomme de Savoie, el mimolette joven, el reblochon, el comté, etc. Evite todavía los quesos de masa fermentada como el camembert, el roquefort y el de cabra.

En cuanto a las cantidades, le recomiendo el equivalente de 40 g. No me gusta mucho eso de pesar alimentos, pero estamos en un período intermedio que durará poco tiempo; además, 40 g representa la porción más habitual, la que se ajusta a la mayor parte de los apetitos moderados.

Elija la comida que más le convenga, al mediodía o por la noche, pero tome esta porción de una sola vez.

¿Cómo considerar los quesos curados light? La mayor parte es de poca calidad y resulta difícil recomendar alimentos que han perdido gran parte de su sabor. Hay uno, sin embargo, que es un queso auténtico, a pesar de sus 20 % de MG: el tomme de Savoie, que todavía se elaboraba con leche semidesnatada hasta mediados de la década de 1950. Esta receta tradicional de queso de montaña se modificó por los imperativos del consumo, que hicieron subir progresivamente su contenido en materias grasas hasta un 40 %. Desde que volvió la prudencia hacia las materias grasas y la moda de los productos bajos en calorías, el tomme se ha impuesto de inmediato como el queso que incorpora un verdadero «savoir faire» tradicional. Los fabricantes pueden ahora proponer a los consumidores una amplia gama de quesos light, como el famoso 20 % de MG original, uno con 30 % de MG que no resulta muy interesante, y uno con 10 % de MG que representa un auténtico milagro para los candidatos al adelgazamiento. Ese queso sorprendente es de veras suculento, tierno, resistente en la boca sin ser gomoso, y propicia un ahorro tanto de calorías como de ácidos grasos saturados, de los que se conoce la acción dañina para el corazón y las arterias.

El único problema es que resulta difícil de encontrar porque tiene pocos clientes, ya que, en su mayoría, los consumidores consideran, sin razón, que se trata de un sucedáneo de queso.

Si lo encuentra, cómprelo, pruébelo, y si le gusta, podrá consumir más, hasta 60 g diarios.

Además, cuando esté en la fase de estabilización definitiva, piense en este queso tan magro que se aproxima a la proteína pura, por lo que puede ser de gran ayuda como tentempié proteico, valioso para grandes apetitos.

Por lo que se refiere a los grandes quesos curados, verdaderas obras maestras gustativas de las que tanto Francia como España se enorgullecen, tranquilícese, no están prohibidos del todo. Tenga paciencia y le llegará una agradable sorpresa en el apartado de las comidas de gala.

Dos porciones de feculentos a la semana

Hasta ahora, los alimentos reintroducidos se autorizaban diariamente. Con los feculentos y, luego, las comidas de gala, la frecuencia pasa a ser semanal.

Por otra parte, para estos dos nuevos elementos de mucho alcance tendrá que distinguir dos momentos en esta fase de consolidación. Tras haber determinado su duración calculando 10 días por kilo perdido, divida esta fase en dos partes iguales: la primera y la segunda.

Durante la primera, tendrá derecho a una porción de feculentos a la semana, mientras que en la segunda serán dos, para no correr el peligro de un acceso demasiado brusco a los alimentos ricos en azúcares.

En cuanto a feculentos, durante bastante tiempo este término sólo se aplicó a la patata, pero por una deriva semántica, esta familia ha pasado a ser un cajón de sastre en el que se encuentra de todo: tubérculos como la patata, farináceos como el pan o la pasta, cereales como el arroz o el maíz.

Pero tenemos que ser muy prudentes en esta fase de consolidación, y todos los feculentos no son iguales, por lo que se los propondré ahora en orden decreciente de interés.

Las pastas alimenticias: son el feculento más adecuado para este momento, porque la pasta se elabora a partir de trigo duro, cuya textura vegetal es muy resistente, mucho más que la del trigo tierno o del candeal. Esta resistencia física a la desintegración vuelve más lenta la digestión y la absorción de los azúcares. Además, la pasta es un alimento que gusta a todo el mundo y que pocas veces se relaciona con la idea de régimen, por lo que reporta gratificación y comodidad al obeso que sale de restricciones prolongadas. Finalmente, y sobre todo, es un alimento consistente y saciante. Su punto flaco es la manera de prepararla, con mantequilla, aceite o nata, a los que se añade habitualmente queso rallado, lo que dobla el valor calórico del plato.

Tome pues pasta, una porción correcta de 220 g, y sustituya la materia grasa por una buena salsa de tomate fresco, con cebolla y hierbas aromáticas. Si tiene prisa, puede utilizar un puré o tomate triturado en lata. Evite el típico queso rallado, demasiado graso y soso, por lo que se usa en cantidades mayores. Tiene derecho a una pizca de parmesano, mucho menos rico pero de sabor más fuerte, como bien saben los italianos.

La sémola de trigo, la polenta, el bulgur y los granos de trigo enteros: se autoriza una ración de 200 g dos veces a la semana. Estos alimentos están hechos también con trigo duro, por lo que tienen las mismas propiedades que la pasta. Suelen ser menos conocidos y utilizados, ya que provienen de otras culturas.

El cuscús se considera a menudo, y con razón, un alimento de preparación compleja y larga, que se deja para el restaurante. Sin embargo, eso sería privarse inútilmente de un alimento valioso y muy favorable para la estabilización.

Para una preparación rápida, ponga la sémola en un recipiente que no sea de metal y añada el agua aromatizada con un cubito de caldo, hasta cubrir la sémola: el nivel de agua debe superarla al menos un centímetro. Deje que el grano se empape y se hinche durante cinco minutos largos. Después, métalo en el microondas un minuto. Sáquelo y remueva con un tenedor para evitar los grumos... Vuelva a pasarlo por el microondas un minuto, ¡y listo!

No añada materia grasa, con el cubito de caldo es suficiente. No consuma cuscús en el restaurante porque la sémola suele estar inmersa en mantequilla.

Polenta italiana o corsa, bulgur libanés y granos de trigo están autorizados en raciones y preparaciones similares.

Las lentejas: son otro feculento de calidad, uno de los azúcares más lentos de la creación. Desgraciadamente, se necesita algo de tiempo para prepararlas, no gustan a todos y, peor aún, no son siempre bien toleradas, porque tienen fama de provocar flatulencias. Pero es un excelente alimento de estabilización muy saciante para quienes las aprecian y toleran. Cada porción representa 220 g de lentejas, según el nivel de estabilización. Aquí, nada de materias grasas tampoco, sólo tomate, cebolla y hierbas.

Lo anterior también se aplica a las demás leguminosas; están permitidas en las mismas proporciones, y sin materias grasas. Las alubias, los guisantes y los garbanzos pertenecen a esta misma amplia familia y son excelentes alimentos a nivel nutritivo.

El arroz y las patatas: también están autorizados, pero ya puede ver que estos dos feculentos están clasificados al final de la lista, por lo que sólo se consumirán ocasionalmente, dando prioridad a todos los citados anteriormente.

El arroz se consume preferiblemente completo, salvo si está en un restaurante japonés o chino, y sin materias grasas, eligiéndolo entre los que tienen el sabor más desarrollado, como el basmati, el arroz salvaje o el arroz completo, cuya asimilación es más lenta por sus fibras. Cada porción representa 150 g de arroz blanco o 220 g de arroz completo, ambas cantidades de arroz cocido.

En cuanto a las patatas, deben consumirse hervidas con la piel o en papillote de aluminio, sin añadirles materias grasas. Las patatas fritas y, peor aún, chips, son de los pocos alimentos de los que le aconsejo olvidarse porque, además de estar llenas de aceite y calorías, son peligrosas en cuanto a prevención de las enfermedades cardiovasculares y del cáncer.

Las nuevas carnes

Hasta ahora, tenía derecho a las partes magras del buey y de la ternera, así como a casi todo el caballo. En adelante, puede añadir la pierna de cordero, el asado de cerdo y el jamón dulce, sin especificación de frecuencia ni de cantidad, cuando se presente la oportunidad, una o dos veces por semana.

La pierna de cordero: es la parte más magra del animal. Evite, sin embargo, la primera tajada, por dos razones de peso. La primera es que la grasa que envuelve la pierna siempre cuesta de separar, y siempre queda un resto que incrementa mucho el contenido en materias grasas y en calorías de esta tajada. La segunda es que, para que una pierna de varios kilos esté bien hecha hasta el centro, la temperatura en la superficie tiene que ser muy alta y, con estas temperaturas, la grasa queda carbonizada y se convierte en cancerígena. Si le gustan las partes muy hechas, tome la segunda tajada, es más seguro.

El asado de cerdo: se beneficia de la misma autorización, porque es la parte más magra del animal con el jamón, siempre que se elija el filete y no el lomo, que tiene exactamente el doble de calorías. Recuérdelo.

El jamón dulce: regresa a su alimentación. A partir de ahora, ya no tiene que limitarse a los jamones sin grasa ni corteza. Puede utilizar libremente ese alimento sabroso, fácil de consumir en cualquier situación y hora del día, desechando la parte grasa que rodea el muslo. Evite también los jamones curados, que no se permiten aún.

Ya conoce, pues, todas las categorías de alimentos que forman la plataforma de su régimen de transición. Aunque me repita, tengo que recordarle que éste no es en absoluto un régimen definitivo, y menos aún un régimen de adelgazamiento. Es un régimen sano y equilibrado cuyo único papel es ayudarle a pasar un período tumultuoso en el que su cuerpo, preocupado por el peso perdido, está recurriendo a todos los medios disponibles para recuperarlo.

Diez días por kilo perdido es aproximadamente el tiempo que necesita para despedirse de lo perdido, tranquilizarse y aceptar este peso nuevo que usted está intentando imponerle. Pasado este período, recuperará cierta espontaneidad alimenticia seis días a la semana. Esta perspectiva debería darle ánimos y la paciencia necesaria.

Ya sabe, de todos modos, adónde va y el tiempo que necesitará.

Pero eso no es todo. Para acabar con este régimen de transición, tengo todavía que comunicarle dos noticias importantes: una buena y otra necesaria. Empezaré por la buena.

Dos cenas de gala a la semana

Como ya se lo he anunciado al hablar de los feculentos, durante la primera mitad de la fase de consolidación tiene derecho a una comida de gala a la semana, antes de pasar a dos durante la segunda mitad. Para no dejar lugar a equívocos, le daré un ejemplo sencillo: si acaba de perder 10 kg, su fase de consolidación tendrá que durar 100 días. Divida estos 100 días en dos partes iguales de 50 días. En los 50 primeros, tendrá derecho a un feculento y una comida de gala a la semana. En los últimos 50, dos feculentos y dos galas.

Antes de todo, quiero insistir en la palabra de «comida» porque, aunque lo haga constar expresamente en la receta, siempre hay cierta parte de los pacientes que lee o interpreta dos «días».

¿En qué consiste una comida de gala?

Una comida de gala se hace durante cualquiera de las tres comidas del día. Le recomiendo, no obstante, elegir la cena para tener tiempo de disfrutarla y evitar el estrés profesional que le impediría hacerlo.

Gala significa fiesta, porque en cada una de estas dos comidas podrá consumir alimentos de todo tipo, y muy especialmente estos que ha echado en falta durante el largo período de adelgazamiento.

Existen, sin embargo, dos condiciones importantes: no servirse nunca dos veces del mismo plato y no hacer dos comidas de gala seguidas. Todo, pues, pero por unidad: un entrante, un plato principal, un postre o un queso, un aperitivo, una copa de vino; todo en buena cantidad, pero sólo una vez.

Además, hay que separar estas comidas. Deje al cuerpo el tiempo de recuperarse. Si ha elegido, por ejemplo, hacer la primera comida el martes al mediodía, no repita el martes por la noche. Deje como mínimo que se intercale una comida entre estos dos momentos agradables. Elija preferiblemente los días del fin de semana y las veladas de invitación.

Para los que sueñan con una buena fabada, una paella, un verdadero cuscús o con cualquier otro plato, ha llegado por fin el momento.

Para los que han estado esperando desde hace tanto tiempo acabar la comida con un auténtico postre, una porción de pastel de chocolate o un helado ya es posible.

Los amantes del buen vino, del champán o del aperitivo ahora tienen vía libre.

Por lo tanto, puede sin preocuparse, pero sólo una vez y luego dos veces a la semana, aceptar las numerosas invitaciones que tantas veces ha aplazado.

Llegados a este punto de la estabilización y acostumbrados a esta nueva forma de alimentarse, muchos temerán este reencuentro con los sabores y aromas, y dudarán a la hora de entregarse a comidas tan abiertas.

Tranquilícese, esas comidas se han elaborado a propósito. Forman parte de un conjunto en el que se incorporan con suficientes montículos y huecos para mantener el equilibrio.

Además, esas comidas de gala no son sólo propuestas, sino consignas que tiene que seguir al pie de la letra. El plan Dukan es un plan global; no se pueden separar sus partes sin correr el peligro de reducir su eficacia. Tal vez no entienda el sentido de esas libertades ni el interés de esas dos comidas de gala.

Ha llegado, pues, el momento de hablarle de una parte inmaterial de la alimentación: el placer.

Alimentarse, quizá sea, más aun que ingerir las calorías necesarias para la supervivencia, incorporar placer. Y ha llegado la hora de reintegrar ese placer biológico, esa recompensa vital que se le prohibió durante su período de adelgazamiento.

Ya que hemos llegado a los placeres gustativos, aprovecharé la oportunidad para darle un consejo fundamental e indispensable en cualquier estabilización definitiva. No se lo tome a la ligera.

Cuando esté comiendo, y muy especialmente cuando lo que esté comiendo sea sabroso y rico, PIENSE EN LO QUE COME; *concéntrese en lo que tiene en la boca y en cada atisbo de sensación que este alimento le proporciona.*

Muchos estudios realizados por nutricionistas tienden ahora a demostrar que las sensaciones gustativas asumen un papel fundamental en la elaboración de la saciedad. El hipotálamo, centro cerebral responsable del hambre y de la saciedad, percibe y analiza todas las sensaciones provenientes del gusto, de las mucosas de la lengua, cada movimiento de masticación y deglución. La acumulación de estas sensaciones repercute en un captador sensorial que interviene en la obtención de la saciedad.

COMA LENTAMENTE, CONCENTRANDO SU CONCIENCIA EN LO QUE TIENE EN LA BOCA. *Procure no comer alimentos calóricos frente al televisor o mientras lea, porque reduciría a la mitad la intensidad de las sensaciones que llegan a su cerebro; los nutricionistas explican así la epidemia de obesidad infantil que hace estragos en Estados Unidos, donde los niños se pasan el día picando delante del televisor; ya adultos, siguen alimentándose a cualquier hora del día.*

Disfrute, pues, sin remordimientos de esos dos momentos de placer; créame, no le pasarán factura.

Pero con dos condiciones:

La primera es primordial: ese momento de libertad alimenticia recuperada tiene límites muy concretos en el tiempo; sólo se trata, de momento, de una comida de gala y, luego, dos. Ignorar esos límites puede apartarnos del camino que nos hemos marcado. No hay que infravalorar este peligro. Si ha decidido realizar su primera comida de gala un martes por la noche, por poner un ejemplo, la hora de la verdad, para usted y el futuro de su estabilización, llegará el miércoles por la mañana.

Ahora que ha entreabierto una puerta, ¿tendrá valor de cerrarla o al despertarse será de esos que se dejan llevar por el impulso y no pueden evitar untar su rebanada de pan con una buena capa de mermelada?

Esas dos comidas de gala son rayos de sol en la monotonía de su dieta; están destinadas a ayudarle a aguantar hasta que su cuerpo haya aceptado este nuevo peso. Forman parte integrante de su régimen de transición, al que he incorporado todo lo que le podía dar. Si se extralimita, corre el peligro de comprometer el edificio que ha estado construyendo con tesón.

La segunda condición cae por su propio peso: el objetivo de esa comida de gala es proporcionarle cierta inyección de placer alimenticio, y no permitirle vengarse, ni que decir tiene. Quien se toma esa libertad como pretexto para darse un atracón, no me ha entendido, y corre el riesgo de dejar maltrechos sus órganos de nutrición.

La finalidad de esas dos comidas es devolverle cierto equilibrio. Engullir hasta la náusea o beber hasta la embriaguez serían comportamientos profundamente desestabilizadores.

Y, aunque al día siguiente volviera, según lo previsto, a la plataforma de consolidación, ese andar titubeante echaría por tierra las esperanzas de estabilización posterior.

Por eso, escuche este sencillo consejo: coma lo que quiera, sírvase copiosamente, pero no repita nunca. Haga en su casa o en casa de amigos que le inviten como en el restaurante, donde no se suele pedir una repetición.

Un día de proteínas puras a la semana: EL JUEVES

Ya tiene en sus manos todos los elementos que conforman el régimen de consolidación. Ahora sabe cómo alimentarse durante este lapso de tiempo que resulta fácil de determinar y necesario para que su cuerpo acepte el nuevo peso que se le ha impuesto.

Sin embargo, aún falta un elemento clave e imprescindible para asegurar esta fase de estabilización. Esa alimentación, con las dos comidas de gala que le acompañan, no puede, de por sí, garantizar un pleno control del peso en este período sumamente reactivo. Por ese motivo, he incluido para más seguridad en el núcleo de este régimen de consolidación un día entero a la semana de régimen de proteínas puras; ya ha podido comprobar su eficacia extrema.

Ese día, volverá a consumir únicamente alimentos ricos en proteínas. Ya tiene práctica suficiente para conocerlos de memoria. Le recuerdo las grandes categorías: las carnes magras, todos los pescados y mariscos, las aves de corral sin la piel, los huevos, los jamones sin grasa, los lácteos y dos litros de agua. De estas siete categorías de proteínas alimenticias, podrá comer tanto y tantas veces comoquiera, en las proporciones y con las mezclas que le convengan.

Ese día de proteínas puras es al mismo tiempo el motor y el seguro de su régimen de consolidación. Será el único momento de la semana en que tendrá obligaciones, pero es el precio que hay que pagar para controlar la situación hasta que remita el temporal. Lo repito, ese precio no es negociable. Cumpla este día a la perfección o no lo haga, porque no le serviría de nada.

Además, procure respetar dentro de lo posible la elección del jueves como día de régimen. El ritmo semanal es una de las garantías de su eficacia. Si el jueves es para usted un día incompatible con este modo de alimentación, por razones profesionales o sociales, elija el miércoles o el viernes y manténgalo.

Si un día, excepcionalmente, le es imposible seguir el régimen el jueves, hágalo el miércoles o el viernes, y vuelva al jueves la semana siguiente. Pero no puede convertirse en un hábito. Acuérdese de su propensión a la obesidad. No observe ese día de proteínas con el único objetivo de complacerle, sino para refrenar su temperamento de obeso y su tendencia extrema a engordar. La eficacia de esta medida sólo le concierne a usted. Que no se le olvide.

Si está de vacaciones o de viaje, manténgalo. Si está en algún lugar donde cuesta encontrar o preparar las proteínas, siempre le queda la posibilidad de alimentarse de proteínas en polvo. Hablaré de ello más adelante. Es una manera sencilla, pero puntual, para que ese día sea plenamente eficaz.

El salvado de avena

En el curso de la fase de consolidación, tiene que mantener una cantidad de dos cucharadas de salvado de avena al día. Estas dos cucharadas se añaden a las dos rebanadas de pan; si se ha acostumbrado a la torta para desayunar, guarde el pan para acompañar el queso por la noche.

La actividad física

Durante la fase de consolidación, puede reducir el andar a unos 25 minutos al día. Evidentemente, se trata del mínimo obligatorio, pero si ya se ha aficionado y dispone de algo de tiempo, ande más. Andar es la actividad humana más rentable, tanto en cuanto a las calorías quemadas —debido a la posibilidad de adoptarla de manera duradera— como, y tal vez más aún, para el bienestar. De hecho, es la actividad más natural y humana, y la que produce la mayor secreción de serotonina y endorfina, dos mediadores químicos responsables del placer, de la plenitud y de los mecanismos biológicos de la felicidad.

Si experimenta estrés o disgustos, o depresión, o si nota fatiga nerviosa o le han hecho daño, si siente abandono y soledad, dé un paseo, fíjese en lo que ve mientras anda, disfrute de lo que encuentre en el camino. Le prometo que volverá en mejor estado de ánimo que al salir.

Una fase que no puede descuidarse

Hemos llegado, pues, al final de la descripción de este régimen de consolidación del peso. Para clausurarlo, he guardado cuatro elementos de información a modo de advertencia sobre el peligro que correría descuidando esta fase fundamental del plan Dukan.

Una etapa ineludible

Durante esta tercera fase del plan Dukan, ya no podrá apoyarse en la extrema estimulación y el ánimo que sentía al comprobar cómo su peso iba bajando regularmente en la báscula; podrá llegar a plantearse el porqué de este régimen intermedio, en el que aún no está ni realmente libre, ni realmente a régimen, y sentir la tentación de relajar la vigilancia o, al menos, desatender las consignas.

¡No lo haga! Si descuida esta etapa de consolidación, hay algo seguro, sencillo y claro: todos los kilos que le costó tanto perder regresarán con toda seguridad y a toda velocidad. Y tendrá mucha suerte si no gana algunos suplementarios por añadidura.

La resistencia progresiva al régimen

Por otra parte, además de la sensación de frustración y fracaso que traerán consigo los kilos de vuelta, existe otro peligro de consecuencias más graves aún para quien practica varios regímenes sucesivos sin consolidarlos: la resistencia al régimen.

Alguien que adelgace y vuelva a engordar varias veces en la vida se vacuna contra el adelgazamiento, es decir, que después de cada fracaso, tiene más dificultades para volver a perder peso. Su organismo conserva algún tipo de recuerdo de los regímenes alimenticios anteriores y se resiste cada vez más a nuevos intentos. Cada fracaso, pues, abre la puerta a un nuevo fracaso. Si ya ha probado sin éxito varios regímenes, no espere adelgazar tan deprisa como una persona que lo intente por primera vez, aunque — como ya le he dicho— las dos primeras fases de mi plan forman el dúo de regímenes que menos resistencias generan y mejor se enfrentan a vacunas anteriores.

La memoria de las plusmarcas

Por otra parte, cada vez que su cuerpo engorda y marca un nuevo récord de peso, los mecanismos de regulación que rigen su fisiología registran en su interior el recuerdo nostálgico de este peso máximo que su cuerpo hará lo que sea para recuperar.

Adelgazar equivale a alimentarse de grasa y colesterol

Finalmente, y ésta posiblemente sea la consecuencia más grave, en cada pérdida de peso, su organismo sufre una agresión de la que pocos son conscientes. En cada intento de adelgazamiento, consume sus grasas de reserva, y cuando pierde 10 o 20 kg es un poco como si hubiera consumido 10 o 20 kg de mantequilla o de manteca de cerdo.

Todo el tiempo que esté adelgazando, una gran cantidad de colesterol y de triglicéridos circula por su sangre. En cada contracción del corazón, esta sangre rica en grasas tóxicas inunda sus arterias y deja depósitos en las paredes arteriales.

Adelgazar puede ser de gran ayuda para su bienestar psíquico o físico, y el riesgo que supone la circulación de grasas queda compensado en gran medida por las ventajas que reporta un adelgazamiento. Pero absténgase de intentar adelgazar demasiadas veces, sobre todo cuando se trate de regímenes hechos sin motivación, cuando sienta la íntima convicción de que no tienen posibilidad alguna de llegar nunca a estabilizarse. Alguien que intente en balde quemar sus grasas una o dos veces al año se encuentra cada vez en una situación de sobrecarga de colesterol. Con eso no pretendo intimidarle, sino advertirle de un peligro muy real y que pocos conocen, tanto pacientes como muchos médicos.

Por lo tanto, y por todas estas razones, ahora que ha tenido la suerte de adelgazar, elija la única actitud coherente: consolide este peso que tanto le interesa y pase según lo previsto a la estabilización definitiva.

Resumen recordatorio del régimen de consolidación

La duración de este régimen se determina a partir del peso perdido, a razón de 10 días de nuevo régimen por kilo perdido.

Si acaba de perder 20 kg, tendrá que seguirlo durante 20 por 10 días, es decir, 200 días, o 6 meses y 20 días; para 10 kg, serán 100 días. Con esta base, cada uno determinará fácilmente el tiempo exacto que le separa de la estabilización definitiva.

Durante toda la fase de consolidación del peso, tendrá pues que seguir lo más estrictamente posible el siguiente régimen, que le permitirá consumir a su antojo los siguientes alimentos:

- los alimentos proteicos del régimen de ataque,
- las verduras del régimen de crucero,
- 1 porción de fruta al día, excepto el plátano, la uva y las cerezas,
- 2 rebanadas de pan completo al día,
- 40 g de queso curado al día,

- pierna de cordero y asado de cerdo (filete),
- 2 cucharadas de salvado de avena al día,
- andar 25 minutos cada día,
- 2 porciones de feculentos por semana,

Y, para poner la guinda:

- 2 comidas de gala a la semana.
  Pero, de manera imperativa e ineludible:
- 1 día de proteínas (régimen de ataque) a la semana, inmodificable e innegociable.

Práctica de la estabilización definitiva

Para usted que ha iniciado mi plan con un notable exceso de peso, es hora de hacer balance.

El régimen de ataque le ha facilitado un arranque fulgurante y alentador.

El régimen de crucero le ha llevado hasta el peso marcado.

Acaba de clausurar el régimen de consolidación a razón de 10 días por kilo perdido.

Llegado a este punto, no sólo ha dejado atrás el sobrepeso, sino que ha recorrido sin tropezar el período en el que el cuerpo enflaquecido intenta con mayor vehemencia y éxito recuperar este peso.

Había alcanzado su Peso Justo; ahora también lo ha consolidado.

Eso significa que su cuerpo no está tanto a la defensiva. Con el tiempo, ha ido renunciando a esa extrema reactividad por la que sacaba el máximo provecho de cualquier alimento. Ahora, su metabolismo se ha sosegado, pero conserva una tendencia al aprovechamiento y al sobrepeso, porque ha participado en todos sus incrementos anteriores de peso.

Por lo tanto, ya que las mismas causas producen los mismos efectos, se mantiene el riesgo de volver a engordar si no incorpora en su modo de vida una serie de medidas destinadas a controlar este riesgo.

Sin embargo, el peligro radica en que ya no se trata de pasar un período determinado, con sus consignas, obligaciones y límites, sino de que la vida vuelva, lisa y llanamente, a su curso habitual e imponga de nuevo sus derechos. Por eso, las medidas que le pediré que adopte en este plan de estabilización definitiva tendrán que integrarse en sus hábitos para el resto de su vida. Es decir que, con esta perspectiva, resulta impensable imponerle unas obligaciones excesivas que no pudiera cumplir.

Y, sobre todo, hasta el momento se beneficiaba de un marco preciso de consignas que le guiaban y le llevaban. Se había comprometido en una apuesta o un desafío que no dejaban mucho lugar a la improvisación. Ahora se dispone a dejar el cabotaje para adentrarse en alta mar, recuperando la autonomía pero con grandes riesgos de tormenta y, por lo tanto, de naufragio.

Es importante que estas nuevas consignas sean lo suficientemente sencillas, concretas e indoloras para integrarse en su modo de vida.

Para ello, y para acabar con la fatalidad de volver a engordar que lleva tan frecuentemente al obeso a recuperar peso en cuanto se acaba el régimen, la estabilización definitiva le permitirá, a cambio de cuatro medidas sencillas y poco frustrantes, recuperar la espontaneidad alimenticia y olvidarse de esa marginalidad en la mesa que ya no aguanta más.

La primera de estas medidas es simple: basta con adoptar como plataforma de seguridad la base alimenticia de la fase de consolidación. Todos los alimentos proteicos y las verduras a voluntad, una fruta, dos rebanadas de pan completo, 40 g de queso, dos porciones de feculento y dos comidas de gala. Estos alimentos forman una base sana, copiosa y lo suficientemente variada como para servir de cimientos para la alimentación humana. Úselos como referencia y, sobre todo, como retaguardia donde poder refugiarse en caso de peligro o de incremento de peso.

Ya conoce la segunda medida, porque formaba parte de la fase de consolidación: el jueves de proteínas.

La tercera es un compromiso entre usted y yo, en el que me promete renunciar a los ascensores y andar 20 minutos al día.

Y la última no es más que una golosina: mantener de por vida las tres cucharadas de salvado de avena.

La combinación de estas medidas representa, en mi opinión, lo menos doloroso que pueda pedirse a un obeso a cambio de una vida alimenticia normal seis días a la semana. Mi experiencia profesional me lleva a pensar que ningún obeso sensato rechazaría un trato parecido.

Además, la estabilización definitiva de mi plan cuenta con un arma añadida que abarca estas medidas, una ventaja discreta y, sin embargo, decisiva: la fuerza de la lección que este plan desarrolla durante el recorrido efectuado para perder peso y consolidarlo.

Por haber diseñado este plan y practicarlo a diario con mis pacientes, sé y compruebo cada día que un gordo o un obeso, que ha perdido 5, 10, 15, 20 o 30 kg, al seguir sucesivamente los cuatro regímenes, adquiere un conocimiento físico e instintivo del valor de los alimentos que pueden ayudarle a adelgazar y a estabilizarse, y también reflejos que nunca olvidará por completo.

Al empezar con el régimen de las proteínas puras, descubre la fuerza de estos alimentos **vitales** seleccionados de modo que se descarten los dos otros nutrientes. En adelante, comprueba que la coalición de estos alimentos representa un arma de adelgazamiento sumamente eficaz, que podrá utilizar para el resto de su vida.

En el transcurso del régimen de proteínas alternativas, aprende que al añadir las verduras se reduce la velocidad, pero que estos alimentos vegetales **imprescindibles** no le impiden adelgazar si se preparan sin añadirles grasa, su mayor enemigo que no tarda en descubrir con motivo de extravíos poco afortunados.

Pasándose a la consolidación, incorpora por capas sucesivas los alimentos **necesarios**, como el pan, la fruta, el queso, algunos feculentos; con las comidas de gala se reencuentra con **lo superfluo** y el **placer** sin el hierro candente de la culpabilidad. Actuando así con el paso de los días, integra en su mente y en sus propias carnes una jerarquía de valores y una clasificación de los alimentos.

Esta construcción que le lleva progresivamente por pisos sucesivos de lo vital a lo superfluo, y el conocimiento instintivo que desarrolla, convierten este plan en un régimen sumamente didáctico. Esas características, combinadas con las otras medidas de estabilización definitiva, abren la puerta a una solución que nunca se había conseguido, ni siquiera buscado: un peso perdido de manera duradera.

El jueves de proteínas

¿Por qué el jueves?

En la época en que estaba ajustando los distintos elementos de lo que se convertiría en el plan y el método que tiene en sus manos, sentí la necesidad, para seguir unido en pensamiento y en acción a mi paciente o mi lector, de incorporar a la estabilización del peso perdido un último vínculo de protección y de simpatía, que pueda recordarle el combate que habíamos llevado a cabo juntos.

En realidad, me lo sugirió una paciente. Con la satisfacción de haber perdido mucho peso sin sufrir tanto como imaginaba, temía volver a hacer «vida normal» y no deseaba dejar atrás completamente el régimen de ataque que le servía para «corregir extravíos», cuando había alguno. Para enfrentarse a ello en las mejores condiciones, se le ocurrió este argumento sencillo e inteligente: «¡Aunque sólo fuera un día a la semana!». La idea siguió su curso, porque decidí experimentarla unas semanas después, prescribiéndola formalmente en mis recetas: «Observar un día de régimen de proteínas puras a la semana».

Comprobé que esta consigna se seguía con éxito durante un

tiempo, pero luego se diluía lentamente y acababa siendo descuidada. Por lo que, un día, decidí fijar de manera autoritaria este día e impuse arbitrariamente el jueves. Entonces, todo cambió repentinamente, como por arte de magia. Los pacientes lo observaban y lo mantenían, sólo porque no lo habían elegido ellos, y no hay nada más difícil para un gordo como tener que elegir él mismo el momento de su calvario.

Una paciente me preguntó un día por qué tenía que ser jueves y no otro día. Le contesté que el jueves era «el día D» y, desde entonces, me atengo a esta explicación. Desde luego, esta respuesta no es más que una ocurrencia, pero refleja perfectamente el carácter impuesto e innegociable de este día de redención cuya función principal de dique destinado a contener los distintos atropellos de cada semana resulta demasiado importante para que se deje a la elección de los interesados.

Particularidades del jueves de proteínas: ¿Qué es lo que diferencia este día de proteínas puras de los otros días de proteínas?

En la fase de ataque con la que ha iniciado su régimen, le he descrito con detalle los 72 alimentos que incluía. Durante los primeros días, ha consumido solo estos alimentos de proteínas puras para multiplicar los resultados. Luego, los ha mantenido, pero añadiéndoles sucesivamente verduras en el curso del régimen de crucero. En la consolidación, los ha mantenido un día a la semana para contrarrestar numerosos alimentos del día a día. Sin embargo, hasta ahora, se encomendaba a una red de consignas muy directivas que le protegían y no dejaban mucho espacio para la iniciativa o la debilidad.

A partir de ahora, podrá trabajar sin red.

En adelante, puede alimentarse normalmente seis días a la semana, y sólo quedará este jueves de proteínas como último dique capaz de contener su tendencia a engordar.

Eso quiere decir que tendrá que seguir perfectamente este día de proteínas, porque un único fallo o error que alterara su eficacia pondría en peligro la solidez de todo el conjunto.

No todos los alimentos que forman el régimen del jueves son igual de puros en proteínas. Para este día tan valioso de estabilización definitiva, procuraremos seleccionar, utilizar y combinar preferiblemente los alimentos proteicos más puros; porque nos proporcionarán el resultado más contundente. Será importante limitar o evitar los que contengan cierta cantidad de lípidos y glúcidos, ya que un consumo exagerado reduciría el impacto de este día.

Práctica del jueves de proteínas: elección de los alimentos

Las carnes magras: ya sabe que el cerdo y el cordero son carnes demasiado grasas para entrar en la categoría de las proteínas puras.

Entre las que se autoricen, conviene dar la mejor nota a la carne de caballo. Es posiblemente la carne más sana y magra que se pueda vender en carnicerías. Desgraciadamente, esta carne es cada vez menos común y utilizada.

Le sigue de cerca la carne de ternera, cuyas partes para asar pertenecen también a las carnes magras. El filete es la parte que mejor se adapta al jueves de proteínas. Se permite el asado de ternera, siempre que esté bien hecho. La chuleta de ternera, más grasa, se reservará para los otros días de la semana.

El buey proporciona una carne con un contenido en materias grasas que varía mucho según las partes. Además de las partes muy grasas para el guisado, las más grasas son sin duda el entrecot y la chuleta de buey, que no entran en el círculo selecto de las proteínas puras.

El bistec y el filete son posiblemente las partes más magras del animal. Existen incluso hamburguesas congeladas con sólo 5 % de MG. Todas estas partes se pueden utilizar sin problema el jueves.

En cambio, el solomillo, el solomillo bajo, la babilla y la rabadilla, ligeramente más grasos pero autorizados en el régimen de proteínas habitual, se evitarán por esta razón el jueves.

También se recomienda, para este día, que la carne de buey esté suficientemente hecha, lo que no altera la calidad de las proteínas, sino que elimina una parte más importante de grasa.

Los pescados y mariscos: en el régimen de proteínas puras habitual, le había autorizado todos los pescados, desde los más magros hasta los más grasos. Con el tiempo, he ido aceptando estos animales de carne grasa, porque los pescados azules de los mares fríos —salmón, sardina, caballa y atún— son alimentos apreciados, dotados de unas extraordinarias propiedades de protección del corazón y de las arterias, y con un contenido en materias grasas que no supera al del solomillo.

Sin embargo, este contenido en materias grasas, tolerable en período de régimen continuo, ya no se acepta cuando el jueves de proteínas es el único dique de protección. Si toma salmón, que no sea más de 200 g por comida, si lo consume fresco, y 150 g si es ahumado. En cambio, el pescado blanco es su mejor aliado del jueves.

Aparte de las clásicas maneras de preparar el pescado, como en caldo, en papillote, cocido al horno, a la plancha o a la sartén, una receta sencilla y original es comerlo crudo. Este modo de elaboración conviene perfectamente para el mero, el rape, la dorada o la merluza. Marinados unos minutos en limón, en lonchas finas o en cubitos, con sal, pimienta y perfumados con hierbas aromáticas, constituyen un entrante original, fresco y sabroso.

El rodaballo, el salmonete y la raya son los pescados blancos más grasos, pero infinitamente menos que la carne más ascética. Ni que decir tiene que puede consumir pescado blanco sin temor alguno.

El cangrejo, el buey de mar, las gambas, las ostras y las vieiras son aún más magros que el pescado.

La bandeja de marisco puede ser muy útil y sacarle de un apuro si tiene que aceptar una invitación inesperada al restaurante un jueves. Sin embargo, si es un amante del marisco y le gusta consumirlo en grandes cantidades, evite las ostras muy grasas, como las especiales de gran tamaño. El jueves, elija antes las finas o, si se lo puede permitir, las ostras redondas y planas, con limón en abundancia, para perfumarlas, pero no beba el jugo.

Las aves de corral: las aves de corral, salvo las de pico plano como el pato y el ganso, constituyen una de las mejores bases del régimen de proteínas, siempre que no se consuma la piel. Para el jueves de proteínas, esta libertad difusa debe limitarse con algunas precisiones.

El consumo de pollo, ave de corral básica, sigue libre pero, además de la piel, habrá que evitar las alas, la parte superior del muslo y la rabadilla, que reservará para otros días de la semana.

Las demás aves de corral se autorizan sin restricción. La pintada y el pavo son las más magras de todas; se pueden comer libremente. El conejo es un excelente proveedor de proteínas puras. Las codornices y el pichón introducen diversidad y un toque de fiesta en el jueves de proteínas.

Existen modos de preparación distintos para cada uno de estos animales de granja.

El pollo es mejor asado en el horno o al asador.

El jueves, elija antes el asador y tenga la precaución de sacar el pollo del plato para separarlo inmediatamente del jugo que lo empapa.

El pavo y la pintada se cocinan en el horno, rociados a menudo con agua con limón para que pierdan su grasa.

El jueves, se utilizará el asador antes que la cazuela para preparar codornices y pichón.

En cuanto al conejo, este día se evitará la salsa con mostaza que se recomendaba en el régimen de ataque, pero siempre se puede preparar con requesón desnatado y hierbas.

Los huevos: la clara de huevo es el alimento más rico en proteínas; es mucho más puro que las bolsitas de proteínas más concentradas. Pero la clara no es más que una parte del huevo, y la yema, adaptada al crecimiento del joven polluelo, contiene numerosos cuerpos grasos complejos, incluido el más famoso de ellos, el colesterol. Con todo, el huevo forma un conjunto equilibrado que sigue utilizable el jueves.

Sin embargo, para los casos de estabilización especialmente difícil, o cuando la semana ha sido especialmente relajada y hay que preservar todo el impacto del jueves de proteínas, no abuse de los huevos, o aparte la yema y consuma tantas claras como le apetezca.

Otra solución puede ser preparar tortillas o huevos revueltos con una yema y dos claras; en caso de hambre canina, puede añadir leche desnatada en polvo. Pero tenga presente que todas estas precauciones no tendrían sentido y echarían por tierra todos sus esfuerzos si preparara los huevos con mantequilla o aceite. Regálese una sartén antiadherente de buena marca y eche unas pocas gotas de agua en el fondo antes de romper los huevos.

Los lácteos desnatados: los requesones, yogures y quesos frescos desnatados presentan la ventaja de no contener materia grasa alguna. Pero ¿qué es lo que hay entonces en estos alimentos que se consumen cada vez más, según las estadísticas? En ellos encontramos, desde luego, las proteínas de la leche, que se utilizan para elaborar las proteínas en polvo, pero también se encuentra, en cantidades limitadas, lactosa, el azúcar de la leche, que puede considerarse como un intruso.

En una dieta de adelgazamiento que hay que seguir durante cinco días consecutivos y reanudar en alternancia durante semanas o meses, la experiencia demuestra que esta presencia de lactosa no disminuye el rendimiento del régimen de proteínas puras; única fuente de frescor y de untuosidad, los lácteos desnatados pueden consumirse en este marco sin límite o, por lo menos, sin superar 700 u 800 g al día.

En cambio, en un régimen de estabilización definitiva con una frecuencia de sólo un día a la semana, la selección de los alimentos debe ser aún más fina, para limitar el aporte de lactosa. Al comparar la composición del yogur desnatado y del requesón desnatado, observamos que, para un aporte calórico similar, el requesón aporta más proteínas y menos lactosa que el yogur. Por lo tanto, a los amantes de los lácteos desnatados les interesará elegir preferiblemente los requesones para el jueves. Siempre tendrán tiempo para recuperar los yogures durante los seis días restantes de la semana.

El agua: también aquí hay que modificar las consignas del régimen de proteínas puras. Cuando se emplea para adelgazar, un litro y medio de agua al día parece ser un recurso perfectamente adecuado para depurar un organismo que está quemando sus propias grasas. Para el jueves de estabilización, conviene aumentar la dosis y pasar a dos litros de agua al día. Esta medida reduce la acidez en el intestino delgado, donde produce una fuerte inundación. Los alimentos están más diluidos, por lo que se absorben de manera más lenta y limitada; otra ventaja es que se acelera el tránsito intestinal.

Este lavado intensivo combinado con una máxima concentración en proteínas produce una onda de choque; el efecto que se pretende con ello no sólo es paralizar la función de asimilación el jueves, sino prolongar este efecto durante los dos o tres días siguientes, para obtener una media conveniente con los tres días restantes de la semana, cuando el cuerpo vuelve a sacar un provecho máximo de los alimentos.

La sal: la sal es un alimento indispensable para la vida. Nuestro organismo está inmerso en una especie de mar interior (sangre, linfa), con una concentración en sal similar a la de los océanos. Pero la sal es un enemigo para quien intenta adelgazar —especialmente si es mujer—, ya que con un consumo excesivo puede llegar a retener el agua e infiltrar unos tejidos ya muy cargados de grasa.

Por otra parte, un régimen de adelgazamiento sin sal tiende a reducir la tensión arterial, por lo que puede llegar a producir cansancio si dura demasiado tiempo.

Por ello, durante todo el período de adelgazamiento y consolidación, mi plan sólo impone una simple reducción de sal.

Para los jueves de la fase de estabilización, la consigna se intensifica, y este día centinela deberá ser más pobre en sal. Una restricción tan concreta en un día aislado no es suficiente para hacer bajar la tensión, pero permitirá que el agua ingerida atraviese rápidamente el organismo y lo depure.

Esta depuración de los tejidos será particularmente beneficiosa para las mujeres que sufren fuertes influencias hormonales, las cuales causan grandes retenciones de agua en el curso de sus ciclos.

Por los mismos motivos, el jueves se restringirá el consumo de mostaza, pero el vinagre, la pimienta, las hierbas aromáticas y todas las especias ayudarán a compensar esta reducción.

Las proteínas en polvo

Hasta ahora, al hablar de proteínas me refería a alimentos naturales. Pero, aparte de la clara de huevo, ninguno de estos alimentos era, en rigor, una proteína pura. Todos nuestros esfuerzos se dirigían, pues, a seleccionar el mejor contenido en proteínas.

Ahora bien, desde hace unos años, la industria alimentaria ofrece proteínas en polvo cercanas a la pureza absoluta.

En teoría, estas preparaciones en bolsitas tendrían que interesarnos, pero veremos que, en la práctica, su utilización presenta inconvenientes, a menudo mayores, que superan las ventajas.

¿Cuáles son las ventajas y los inconvenientes de las proteínas en polvo?

Las ventajas: la ventaja de las proteínas en polvo radica en la pureza. Durante mucho tiempo, éste fue el argumento que destacaban los laboratorios que las comercializan. En la práctica, esta ventaja no resulta significativa.

Durante las dos primeras fases de mi plan y hasta alcanzar el Peso Justo, la pureza absoluta de estos polvos no ofrece ventaja decisiva alguna sobre el alimento proteico a nivel de duración, como tampoco de pérdida de peso.

En fase de estabilización definitiva, cuando el régimen ocupa sólo un día a la semana, puede tener sentido usarlos para intensificar el impacto del jueves de proteínas, pero dista mucho, aquí también, de ser indispensable.

Además, la presentación en polvo tiene la ventaja de ser limpia, fácil de transportar y de utilizar en cualquier circunstancia para los que tienen una vida profesional ajetreada o irregular, y que no pueden siempre, por lo tanto, sentarse en una mesa en horas habituales de comida.

Los inconvenientes: el inconveniente principal de las proteínas en polvo es grave, y radica en que son alimentos artificiales. En condiciones normales de vida, el ser humano no es un animal programado biológicamente para alimentarse de polvos. Nuestros órganos sensoriales, visuales, táctiles, olfativos y gustativos, así como los centros cerebrales que administran la saciedad y la cosecha del placer gustativo nos llevan naturalmente a nutrirnos de alimentos dotados de un aspecto, un sabor, un olor y una consistencia particulares. ¡De alimentos humanos, sencillamente!

Y si uso el término «humano», no es en vano ni por una postura intelectual, filosófica o moral, sino por deseo de eficacia.

Aprovecharé la oportunidad para exponerle brevemente el análisis de las razones de la crisis actual de sobrepeso, tal y como se desprende de mis treinta años de experiencia y de práctica sobre el terreno.

Sí, se engorda por el exceso de comida y la falta de movimiento. Pero, ¿qué significa concretamente esto? Todos estamos expuestos a la abundancia de la oferta alimenticia y a la tentación del mínimo esfuerzo. ¿Por qué, entonces, dos de cada tres europeos se libran del sobrepeso cuando el tercio restante se sume en él? Sabemos cómo se engorda, sí, pero sólo el por qué tiene sentido. ¿Por qué uno de cada tres europeos come en exceso, no se mueve lo suficiente y engorda, a pesar de no soportarlo?

Quizá le sorprenderé, pero es lo que creo de verdad, por haberlo comprobado a diario y casi en cada paciente que veo en mi consulta. Millones de europeos engordan porque no consiguen adaptarse a la dureza muy real del modo de vida actual. Un modo de vida rápido, rico, cómodo, pero que ya no ofrece felicidad, satisfacción y plenitud en cantidad suficiente a este tercio de la población. Pasajera o antigua, coyuntural o estructural, esta carencia de placer auténtico afecta la calidad de las vivencias de millones de europeos que encuentran en la comida un sustitutivo sumamente eficaz. Y entre las razones de su insatisfacción y dificultad para adaptarse al modo de vida actual, está la pérdida de todo lo natural, instintivo, humano. Con eso volvemos a estos polvos que nos invitan a dar un paso más en la artificiosidad, en un campo fundamentalmente instintivo y el más cargado emocionalmente, con el orgasmo sexual: la alimentación.

Ni siquiera con aromas y edulcorantes, un polvo blanco emite cualquiera de los estímulos que nos emocionan. Alimentarse puede ser ingerir cierta cantidad de energía y nutrientes, pero sobre todo, y cada vez más por la necesidad de compensar el estrés de la vida moderna, es entregarse al placer básico que nos proporciona la satisfacción de los órganos sensoriales y los instintos.

Todos los nutricionistas saben, por haberlo aprendido a pesar suyo, que los tratamientos prolongados de proteínas en polvo producen, por reacción y a distancia, crisis de bulimia inevitables, una inestabilidad que excluye toda esperanza de estabilización.

Por esta razón profunda y fundamental, este tipo de alimentación sólo puede y debe ser ocasional.

En cuanto a los otros inconvenientes, no haré más que mencionarlos, porque son meramente técnicos y sólo se dirigen a los incondicionales de estos polvos y a los novatos convencidos por los anuncios de que adelgazarán muy rápidamente, lo que es cierto, pero volverán a engordar más rápidamente aún, después de desorientar para siempre su ponderostato.

- El primer inconveniente es su precio. Adelgazar con bolsitas sale muy caro.
- El segundo inconveniente es una pureza y una calidad desiguales. Procure evitar las proteínas vegetales, a menudo incompletas, y limitarse a las proteínas de leche o de clara de huevo. Además, no deben confundirse las proteínas puras y los sustitutos de comidas, con una repartición de proteínas, lípidos y glúcidos similar a cualquier comida tradicional, sin el placer.
- El tercer inconveniente es la falta absoluta de fibras, que genera un estreñimiento preocupante.

En conclusión, para adelgazar y en uso prolongado, las proteínas en polvo presentan una lista muy larga de inconvenientes, y graves. En uso puntual u ocasional, pueden resultar útiles para evitar males mayores, sustituir una comida de alto riesgo, una comida que se haya saltado e incluso un bocadillo de comida rápida.

Rechazar el ascensor

Esta consigna forma parte integrante de mi plan de estabilización. Todos —y sobre todo los que hayan perdido muchos kilos y sepan los muchos esfuerzos que les costó este camino y las muchas satisfacciones que les dio— deben aceptar este compromiso sencillísimo: no volver a utilizar los ascensores. En un momento en el que se venden costosos simuladores de marcha, en que el precio de la cuota del gimnasio puede lastrar presupuestos, ¿por qué no considerar las escaleras como un pequeño ejercicio gratuito e incluido en las actividades beneficiosas del día a día? Se nos repite por todas partes, en el tono del truco de revistas, de subir escaleras andando; desde que tengo por costumbre prescribirlo en mis recetas con membrete, he comprobado que era mucho más eficaz.

Bajar o subir escaleras es un ejercicio que contrae los músculos más importantes del organismo y quema en poco tiempo un número considerable de calorías. Además, permite al corazón del ciudadano sedentario cambios de ritmo regulares, una excelente medida de prevención del infarto.

Pero más allá del objetivo de establecer un fondo de combustión calórica duradera, esta consigna oculta otro sentido, más profundo. Permite poner a prueba, varias veces al día, la determinación de no volver a engordar.

Al pie de una escalera, a la misma distancia de la puerta del ascensor y de los primeros escalones, cada candidato a la estabilización se enfrenta simbólicamente a una elección que le permite medir su determinación.

Agarrar la barandilla y subir con entusiasmo constituye una elección sencilla, útil y coherente, una especie de guiño que me lanzará el lector para comunicarme que cree en mi plan y que éste le sirve y le conviene.

Elegir el ascensor con el pretexto de que se llega tarde o de una cesta algo pesada sella el principio de un relajamiento que sólo puede ir en aumento. Un plan de estabilización en el que uno no acepta inyectar su modesta parte de esfuerzo está abocado al fracaso.

Elija pues decididamente las escaleras.

Tres cucharadas de salvado de avena cada día de su vida

Ya me he extendido sobre el salvado de avena en la primera parte de este libro creo haberlo dicho todo, pero añadiré algo que se desprende de mi experiencia sobre el terreno. He comprobado que entre los pacientes, los lectores o las personas que siguen un entrenador personal en internet, los que obtienen los mejores resultados a largo plazo y una estabilización duradera son los que utilizan más regularmente el salvado de avena, y muy especialmente las tortas, que han adoptado y consumen en cantidades de dos al día, una por la mañana y otra a media tarde.

Creo que, además de sus efectos nutricionales sobre la pérdida calórica y la saciedad, el salvado de avena, como las escaleras y el jueves de proteínas puras, constituye un centinela protector que le cuida, le garantiza que sigue bien encaminado, con una buena marcha y que posee las herramientas que necesita para enfrentarse al peligro.

En la práctica, en adelante tendrá que integrar las tres cucharadas en su vida diaria. Nada le impide tomarse una cuarta si tiene ganas o necesidad, algún día, de ello.

Una pequeña precaución de uso

En la medida en que el salvado de avena es un alimento que frena la asimilación de los nutrientes, se me pregunta a menudo si, por la acción de pérdida que tiene sobre el contenido intestinal, no puede ejercer una acción similar sobre las vitaminas y algunos medicamentos. La respuesta es que sí. Pero esta acción es muy limitada, porque las vitaminas sólo están presentes en pequeñas cantidades, al igual que los medicamentos. Y hasta una dosis de tres cucharadas, no hay motivo para temerla.

En cambio, como he comprobado en algunos pacientes, hay quienes superan con creces esa dosis. En este caso, es preferible tomar como suplemento un sustituto con múltiples vitaminas y, en caso de que esté tomando medicaciones estratégicas, procure esperar una hora después de la ingestión de salvado (para los que tomen más de tres cucharadas soperas, lo repito).

Resumen recordatorio del régimen de estabilización definitiva

1. Recuperar una alimentación normal seis días a la semana, manteniendo como base y plataforma de seguridad los alimentos de la consolidación.
2. Proteger las lecciones y los reflejos adquiridos durante la práctica del plan.
3. Hacer del jueves de proteínas su día centinela, un hito incuestionable para toda la vida.
4. Vivir como si ya no existiesen ascensores.
5. Tomar cada día de su vida tres cucharadas de salvado de avena.

Descuidar cualquiera de estas cinco medidas le pondrá en peligro de debilitar el dominio de su peso.

Si las desatiende todas, recuperará con toda seguridad a medio plazo todo el peso perdido.

Personalización y seguimiento

Dos factores centrales de éxito y protección del proyecto Adelgazar

He escrito este capítulo suplementario para la edición francesa de septiembre de 2008, y después he añadido los nuevos elementos que han ido apareciendo durante los dos últimos años. Lo he incluido en el libro para informar a mis lectores de la evolución y las investigaciones relacionadas con mi método, desde la primera publicación de esta obra.

Escribí *No consigo adelgazar* en el año 2000. Este libro ha tenido un destino que deseo de todo corazón a todos los autores que creen tener un mensaje para transmitir. Era mi libro número dieciocho, y resultó ser una aventura apasionante. En los siguientes años, *No consigo adelgazar* se ha convertido en un libro de referencia, un libro que ha encontrado su camino y se ha abierto paso solo, y se ha convertido para mí en motivo de orgullo y alegría.

En un principio pasó desapercibido; el primer año, corrió la suerte de todos los libros que no cuentan con el apoyo de los medios y la prensa generales: vivir bajo la amenaza de la cuchilla y de la descatalogación.

El segundo y el tercer año, encontró y conquistó su público. Y ocurrió un fenómeno extraño que no entendimos, ni el editor ni yo: las ventas se dispararon, hasta niveles a los que los autores franceses no suelen llegar, y acabó el año 2007 inmediatamente detrás de Harry Potter.

Los foros

Este éxito se lo debe al entusiasmo de los usuarios que, tras beneficiarse de él, se empeñaron en darlo a conocer y tuvieron a gala hablar de él en internet. En cuatro años, anónimos y voluntarios crearon 144 páginas web, foros y blogs, principalmente mujeres, que se han convertido en auténticas instructoras de mi método, sin siquiera conocerme. La primera de estas páginas fue la mítica «Les filles de mai» con el foro «aufeminin.com»; desconocía su existencia hasta que una paciente me habló de ella en mi consulta. Ya puede imaginar que me abalancé sobre internet para ver de qué iba. Era algo bastante innovador para la época. Todo había empezado bajo el mando de una sargento primero, rebosante de energía y de una simpatía entrañable. Sopranos —era su seudónimo— había perdido 30 kg gracias a la lectura del librito que tiene en sus manos, y estaba tan contenta que contagiaba su alegría y su empatía. Israella era una joven y dulce israelí, madre de dos princesitas para las que había decidido adelgazar. También estaban Eve, Vahinée, Maritchou y muchas más cuyos nombres he olvidado.

Dos años después, el foro, abarrotado por tantas participantes y usuarias, se venía abajo. Se dispersó entonces por toda la red, en portales tan prestigiosos como «doctissimo», «seniorplanet», «supertoinette», etc.

Luego, unas mujeres ingeniosas y probablemente dotadas para las tecnologías crearon su propia página; así florecieron los grupos como las «Dukanons, Dukanettes, Filles du Docteur Dukan, Dudufamily, Duduches...», y los blogs que me mandan muestras de fidelidad afectuosa con regularidad.

La recepción internacional

En paralelo, el método se abrió a otros países y culturas. Editoriales extranjeras compraron los derechos del libro en el Reino Unido, Italia, Corea, Tailandia, Brasil, Polonia y ahora España.

Si bien entendía el éxito francés del método que había creado y forjado artesanalmente para mis pacientes, y después para un público más amplio de lectores, no dejaban de extrañarme el éxito y la resonancia que tenía en los foros y la prensa de otras culturas tan distintas como la brasileña y la coreana.

A raíz de esas ediciones extranjeras, recibí muchas cartas de usuarios, periodistas y médicos que me mostraban su simpatía y me señalaban que habían obtenido buenos resultados al aplicar el método. Todos me decían que el método, por francés que fuera, no les había parecido extranjero.

Los 100 alimentos que forman las dos fases propiamente de adelgazamiento proceden en su totalidad del patrimonio alimenticio humano. Los 72 alimentos de proteínas y las 28 verduras constituyen la base de la alimentación del hombre natural, del cazador de proteínas y la recolectora de verduras. No conozco un país en el mundo donde no coman estos alimentos.

Además, la mención «a voluntad» que se les aplica responde a un elemento de funcionamiento instintivo natural de todo ser viviente. Cuando la necesidad se presenta, tenemos que beber o comer hasta hartarnos, es decir, hasta recuperar el equilibrio biológico, y esta necesidad es más acuciante cuando va acompañada de unas ganas o de una compulsión de orden psíquico y afectivo. Lo contranatural y frustrante es contar calorías, autolimitarse frente al alimento disponible y tentador.

Una breve digresión para acabar con la dieta baja en calorías

Hoy, tras 35 años de práctica diaria de la alimentación aplicada al tratamiento del sobrepeso y de la obesidad, estoy convencido de que una de las razones del fracaso de la lucha contra el sobrepeso en el mundo radica en que los partidarios de la dieta baja en calorías se empeñan en mantener su uso.

En teoría, es la más lógica de las dietas, pero en la práctica resulta una de las peores. ¿Por qué? Porque se basa en un modelo muy molesto para la mentalidad de la persona que engorda. Parece como si el recuento de las cantidades de calorías sólo se ocupara de la razón y la fría lógica de los números, mientras se desatiende por completo el afecto, las emociones, el placer o la necesidad de compensar mediante los sentidos, que representan el principio explicativo del incremento de peso.

La dieta baja en calorías le dirá que come demasiado, o mal o demasiado rico. Es cierto, pero no explicará por qué come así. Y añadirá que engorda porque ingiere demasiadas calorías y que, al reducir su número, adelgazará.

Los médicos ingenieros que le recetan estos regímenes le dirán: «Le receto una dieta de 1.800, 1.500, 1.200, 900, o incluso 600 calorías; cuente sus alimentos y apáñeselas para no superar este número.» Esa calibración, que se asemeja a un pliego de cláusulas para plantas nucleares, está vigente desde 1947, año en que ya la encontré en la literatura médica.

De todo, pero en cantidades muy reducidas, y a pasarse el día contando, alimento por alimento, para no superar la suma de calorías concedida. Esa prescripción es exactamente el polo opuesto de lo que ocurre en la mente de una mujer o un hombre que tiene tendencia a engordar. De poder acatar una prescripción parecida o estas cuentas del Gran Capitán, el gordo y el obeso nunca se habrían convertido en lo que se han convertido.

Si bien puede ocurrir que algunas personas que siguen un régimen lo consigan, es porque disponen de una motivación extraordinaria y aceptan cambiar de identidad y de temperamento durante el tiempo necesario para adelgazar.

Pero, ¿qué ocurre, suponiendo que alcancen el peso deseado? ¿Podemos pedir a una persona que engordó porque siempre comió sin contar que se transforme en contador de calorías?

En mi vida de médico, trato casi siempre con mujeres y hombres que llevan su vida alimenticia según la fórmula de «todo o nada», de «sólo estoy bien en los extremos» o de «no sé hacer las cosas a medias». En lo que a peso se refiere, esas personas conmovedoras confiesan con sinceridad que son capaces de pasar de la dieta más estricta a la más completa desidia, de «echarlo todo a perder».

Para mantener esta dieta contranatural y contraproducente, sus partidarios esgrimen una palabra defensiva: el EQUILIBRIO. «Coma equilibradamente». Pero, si fuera capaz de comer equilibradamente, un gordo nunca se habría convertido en lo que es. ¿Cree que existe una mujer, aunque sea sólo una, que se esfuerce en ponerse gruesa, gorda u obesa? Por mi parte, en 35 años no he encontrado ninguna. Si una mujer se pone obesa, es porque no ha tenido recursos para resistirse a esta ingestión compulsiva que inflige a su cuerpo, a pesar suyo. En estas condiciones, pedir a una mujer que no consuma más de 900 calorías es un agravio a su desconcierto y su sufrimiento.

Este año, la dieta baja en calorías cumplirá 64 años. Allí donde se practica, fracasa, pero los especialistas que siguen utilizando este método no quieren tomar nota de su fracaso.

Además, la recomendación de reducir y contar calorías cierra, por definición, la puerta a cualquier esperanza de estabilización del peso obtenido.

El único caso en el que la dieta baja en calorías no resulta contraproducente es con los Weight Watchers, quienes, bajo su sistema de puntos, recetan contar alimentos. Pero en la oferta de Weight Watchers, la innovación y la eficacia no se deben al régimen, sino al sistema de reuniones, que representó una verdadera revolución en su tiempo; es el único sistema que puede enorgullecerse de haber frenado el avance del sobrepeso en el mundo. Sin embargo, la dieta baja en calorías sin seguimiento efectivo está condenada al fracaso casi sistemático. Y justamente, del mismo modo que el régimen de las bolsitas de polvos pero por motivos distintos, está desapareciendo, ahora que los usuarios tienen recursos para informarse y compartir sus experiencias mediante páginas web, foros, blogs, twitter... Y espero que esta presión que transmiten quienes cargan con el peso del régimen, sean mujeres u hombres, acabe eliminando estas dietas del pasado.

El fenómeno búlgaro

En este contexto ocurrió de improviso lo que he llamado el «fenómeno búlgaro». Una editorial búlgara había comprado los derechos del libro. Como no disponía de los recursos necesarios para promocionarlo, lo ofreció al público sin bombo ni platillo. El primer año, el libro tuvo unas ventas más bien discretas. El editor se disponía a retirarlo cuando, siguiendo su modo de expansión habitual, de boca en boca, el libro inició su trayectoria búlgara. En pocos meses, se convirtió en el libro más vendido en el país. El principal diario de Sofía me pidió entonces que me entrevistara con su corresponsal en París e hizo un reportaje excepcional de cinco páginas, que desató la locura. Y aquí estoy, en medio de una apoteosis que sigo sin entender, pero que representa uno de los momentos más intensos de mi vida. ¡Bulgaria,* uno de los países más pobres de Europa que apenas sale de su letargo, y nueve millones de búlgaros se entusiasman por mi método!

* Desde 2008, el éxito ha sido aún mayor en Polonia que en Bulgaria, donde *No consigo adelgazar* ha sido el libro más vendido entre todas las categorías.

Más allá de la anécdota, por asombrosa que sea, empecé a pensar que este método ya no me pertenecía. En realidad, se había hecho más grande que yo, y se había convertido en la propiedad de todas aquellas y todos aquellos que lo necesitaban para adelgazar. Había tenido la suerte de componerlo, pero debía vivir su propia vida, porque tenía un futuro por delante, y todas las voluntades, todos los recursos para facilitar su difusión eran bienvenidos.

La personalización: un acceso a las razones individualizadas del sobrepeso, una dedicación decisiva

20 millones de casos distintos

En Francia, hay unos centenares de nutricionistas por 20 millones de personas con sobrepeso. En esta relación radica el escollo actual de la lucha contra el sobrepeso. Todo está dicho y repetido sobre esos datos y esta progresión, pero todo queda en palabras huecas y no se hace nada; no se lleva a cabo ninguna actuación, no se ha abierto ninguna brecha en tanto tiempo en este edificio de sufrimiento y malestar.

Buscando un recurso para amplificar los efectos del libro y de su método, se me ocurrió una idea loca. Esta idea se basaba en el hecho evidente de que, cualesquiera sean la motivación y el compromiso de mis lectores, mi acción a menudo resultaba más eficaz cuando dirigía las operaciones personalmente, en directo con un paciente particular. Digo «a menudo», porque muchos lectores me han manifestado que habían adelgazado solos, con el libro como única hoja de ruta y brújula. Pero me parece obvio que el cara a cara con el autor del método y la orientación de un ser humano reducen el sufrimiento del corredor de fondo solitario y le permiten emprender las dos fases de estabilización con una reserva más amplia de energía y motivación.

Por una simple razón: engordamos todos, de una manera u otra, por engullir demasiado, demasiado a menudo o mal. Pero cuando digo «de una manera u otra», quiero decir que cada uno lo hace a su manera y por razones específicas. Ahora bien, aunque sea posible adelgazar con un método general, resulta más eficiente tener en cuenta el conjunto particular de esas razones individuales, la personalidad ponderal de quien se prepara para adelgazar, sea mujer u hombre.

De hecho, es más fácil adelgazar por sí mismo y a partir de las propias especificidades que según una receta estandarizada. ¡Hay evidencias que siempre viene bien decir y repetir!

Una idea loca, una idea de princesa

Aparte de esa lógica evidente, la idea que nos interesa aquí se hizo realidad cuando una de mis pacientes, una princesa kuwaití, tan guapa y rica como obesa y caprichosa, me confesó que había tenido todo lo que deseaba en esta vida; sin embargo, algo le nublaba el horizonte. Para explicarse, se le ocurrió esta frase sorprendente:

—¡Siempre he obtenido con dinero lo que quería, pero no he podido encontrar un mercenario que pudiera hacer el régimen en mi lugar!

Un día, al observar cómo tomaba apuntes en su ficha, me preguntó por qué estaba escribiendo todo lo que me contaba durante las consultas. Le contesté que cada caso era único y distinto, y el hecho de conocer bien la personalidad de la paciente que tenía enfrente me permitía utilizar todo lo que sabía de ella para ayudarla a adelgazar y, sobre todo, a saber lo que tenía que cambiar en su modo de vida, sus hábitos y sus comportamientos para evitar que volviera a engordar.

—Vale, pero me gustaría tener esos apuntes también, ya que me conciernen.

Y, después de un tiempo de reflexión, añadió:

—Puede hacer más. Tome todos los apuntes necesarios y haga un libro sobre mí, íntegramente sobre mí y mi caso. Cóbreme el precio que quiera, ya sabe que eso no es ningún problema para mí.

Más allá del precio, el proyecto me interesó porque coincidía en mi mente con esta idea loca que me atormentaba desde hacía mucho tiempo: encontrar la manera de escribir un libro único y personal para cada persona que lo desease. Un estudio completo sobre un caso personal de sobrepeso con sus razones propias, su relación personal con su peso, su cuerpo, sus alimentos, sus emociones. Sacar a la luz del día las causas de este sobrepeso para rectificarlas o corregirlas. Y, por último, adaptar mi plan de adelgazamiento a su caso particular para ayudar a adelgazar y evitar que volviera a engordar como siempre.

Me he esforzado en rastrear las razones por las que cada uno utiliza el alimento a su manera, lo que me ha permitido aprender mucho sobre la parte sumergida del iceberg, allá donde el alimento es desviado de su función alimenticia original, para proporcionar un alimento infinitamente más valioso: reportar placer o neutralizar el disgusto. En esa deriva de la función alimenticia es donde cada uno difiere fundamentalmente.

Al cabo de tres meses, ya tenía un esbozo de su libro, pero este proyecto me ocupaba demasiado y empezaba a cansarme. Le hice llegar unas cincuenta páginas, excusándome de que fueran tan pocas.

Cuando la volví a ver, unos meses después, estaba alegre y me anunció, para mi sorpresa, que había adelgazado; sólo con esas pocas observaciones sobre ella, algunos comportamientos y hábitos suyos se habían modificado, y ciertas malas costumbres habían cambiado, y se reflejaban en su forma de comer y en su peso. Desde luego, no estaba delgada, pero había visto cómo desaparecían por un milagro algunos kilos sin que entendiera el porqué, lo que daba a esas pocas páginas un valor casi mágico.

Me pidió que siguiera, y prometí intentarlo. Y lo hice, ahora ya no sólo para ella, sino abriendo ese proyecto «principesco» a todas las personas que lo necesitaban tanto como ella, e incluso más.

De la princesa a la informática

Para plasmar este proyecto, he echado mano de la informática, las nuevas tecnologías y la inteligencia artificial. Paralelamente, he agrupado alrededor de este proyecto apasionante, pero algo extraño, a otros médicos, todos amigos y procedentes de especialidades relacionadas con el sobrepeso.

Entre todos esos voluntarios, hemos estudiado miles de casos tratados, para analizar y extraer todos los parámetros implicados según los individuos en el incremento de peso.

También se introdujeron en unas bases de datos 27.000 páginas de informaciones recogidas en departamentos, universidades y centros de investigación que trabajan en el ámbito del sobrepeso en el mundo entero.

Los informáticos nos pidieron que les proporcionásemos un cuestionario de investigación, a modo de matriz, destinado a explorar la ecuación individual, campo por campo, desde la edad y el sexo hasta la propia imagen, pasando por los gustos, las preferencias alimenticias, la vida familiar y profesional, etc.

El tratamiento de las respuestas obtenidas nos ha permitido localizar las razones individuales de cada incremento de peso, y clasificarlas en función del grado de relevancia. Era como hacer un diagnóstico del sobrepeso individual que nos permitiera aportar una solución específica. El conjunto formaba así un historial personal redactado, maquetado e impreso en forma de libro, en todo similar a un libro corriente, excepto que se dirigía a un solo lector sobre un único tema: su propio caso de sobrepeso.

Un día, el responsable del proyecto nos convocó para enseñarnos la primera demostración. Una amiga mía rellenó el primer cuestionario. Entonces, el programa se puso en marcha y, con su potencia de cálculo, trató durante toda la noche las respuestas recogidas. A la mañana siguiente, tuvimos la sorpresa de ver aparecer en la pantalla el primer «Libro de mi peso», el libro de Aliza, que la dejó maravillada y desconcertada. A continuación, lanzamos las páginas de internet www.livredemonpoids.com en Francia, y luego www.librodemipeso.com en España y www.myweightbook.com en Estados Unidos.

La primera usuaria en comprar su ejemplar personal *online* fue una joven informática con sobrepeso llamada Christiane. Ella tiene este libro, que es a la vez un historial y una hoja de ruta y constituye un prototipo casi histórico, porque era el primer libro de un solo lector de la historia de la edición. Le hice una dedicatoria personal; nos mantuvimos en contacto y acabamos trabajando juntos.

A partir del mes de abril de 2004, cualquier persona con un problema de peso podía recibir a domicilio, después de responder las 154 preguntas de la página de internet, en un plazo de entre 8 y 10 días, un estudio de referencia de entre 250 y 350 páginas, según la importancia de su caso, con un examen y un análisis de todo lo que determinaba su sobrepeso; a partir de ese análisis, se impulsaba la estrategia más adaptada a ese caso preciso, para adelgazar con la mejor relación eficacia/frustración/durabilidad, es decir, adelgazar cuanto antes generando poca frustración y obteniendo resultados duraderos.

Estábamos orgullosos de haber creado el primer libro de un solo lector, una obra que daba la espalda a la edición tradicional, que busca el mayor número posible de lectores, para centrarse en una nueva manera de escribir libros para un solo lector sobre un tema preciso: su sobrepeso. Habíamos empezado con este tema porque era el que más conocíamos.

Los resultados obtenidos

Desde que se estrenó el programa en 2005, hemos ido estudiando el efecto del libro de un solo lector sobre los 10.000 primeros socios (Estudio Apage), que seguimos en períodos de 6 meses. Las últimas estadísticas para el tramo 18-24 meses dan muy buenos resultados en materia de pérdida de peso, parecidos a los que se obtienen con los mejores regímenes actuales, realizados en buenas condiciones y bajo supervisión médica.

Pero, es al nivel altamente estratégico del post-adelgazamiento y de la estabilización del peso perdido donde los resultados obtenidos divergen profundamente de todo lo que se encuentra en el mercado. Los resultados de dos años después muestran que el peso obtenido se ha estabilizada en el 63 % de los casos recogidos, frente al habitual 5 % de éxito y 95 % de fracasos.

Hemos atribuido este éxito al hecho de que un lector que recibe un estudio de su peso realizado por un equipo de profesionales, en el que se reconoce en cada página, cada argumento, cada consejo e incluso en cada receta, entiende claramente cuáles son sus puntos débiles, pero también sus puntos fuertes, y por qué tendrá que aceptar corregir ciertos comportamientos erróneos con los recursos que tiene para hacerlo. Recibe una hoja de ruta que le llevará hasta su Peso Justo en función de sus fuerzas y debilidades, de su personalidad, de su infancia y de su capacidad para alcanzar su pleno desarrollo de otro modo que comiendo.

Este éxito lo achacamos a la sofisticación y complejidad de los medios desarrollados para obtener una cosa tan sencilla como es un «libro escrito para usted».

¿Qué profesional reconocido podría actualmente dedicar el tiempo suficiente para hacer 154 preguntas pertinentes?

¿Quién tendría, además, el tiempo de tratar y analizar las respuestas para comprender el caso de la persona que ha respondido?

¿Quién, más allá de ese servicio único, tendría la capacidad para redactar y el tono y la convicción contagiosa necesarios para dar vida a un diagnóstico tan bien documentado?

Y por último, ¿qué impresor imprimiría un libro así en un solo ejemplar y se lo llevaría a domicilio a la persona que se lo encargó?

Eso lo hemos hecho entre todos, impulsados por la pasión y el placer de innovar y construir «una cosa nueva y eficiente» en un mundo donde parece todo dicho.

Sobre todo, hemos podido realizarlo, sin los recursos económicos y la administración de los que siempre frenan y obstaculizan los proyectos vanguardistas, porque éramos muchos, apasionados y voluntarios todos: 32 médicos, cuatro ingenieros y un genial arquitecto informático, grafistas, comunicadores y una multitud de gente de buena voluntad.

La personalización a gran escala: coste y democratización

Con todo, el «Libro de Mi Peso» tenía un coste que limitó su expansión. La impresión de un ejemplar único, los gastos de envío, el mantenimiento de la página y, sobre todo, el retorno sobre la inversión que se pagaba a los inversores, imponían un precio mínimo de viabilidad económica de 59 euros, lo que era a la vez poco, dado lo que representaba y reportaba, y mucho para algunas personas que lo encargaban. Ahora que se han amortizado las inversiones iniciales y han desaparecido los financieros, ya es posible difundir el libro en formato digital por menos de la mitad. Para nosotros, representa una gran victoria, y nadie dice que no podamos hacerlo mejor todavía. Durante la Semana de Lucha contra el Sobrepeso, hemos regalado 10.000 libros, e intentaremos repetir esa operación con la colaboración de la Comunidad Europea y de la Comisaría de Sanidad.

El seguimiento personalizado: un acompañamiento individual, una orientación y una asistencia directiva competente y tranquilizadora; unas consignas claras y precisas cada día por la mañana, y balance cada tarde

Entre 2004 y 2008, las estadísticas mundiales sobre el sobrepeso han empeorado mucho, con el triste tributo de India y China, que pagan así el precio del enriquecimiento y del acceso al modo de vida occidental.

En Francia, la progresión media del sobrepeso se ha acelerado, y afecta aún más intensamente a niños y adolescentes. Al disponer en este momento de un método que reposa en sus seguidores, he sentido la necesidad de dotarlo de nuevos recursos a fin de acentuar su acción y participar así en la resistencia al avance del sobrepeso, esta auténtica máquina enloquecida lanzada a gran velocidad en un entorno fatalista que raya en la indiferencia.

Porque, en realidad, hace mucho tiempo que los responsables políticos y el cuerpo médico, como todos los que tienen en su poder intervenir sobre los parámetros de ajuste de la progresión del sobrepeso, parecen paralizados; ya no creen que se pueda hacer nada o, como mínimo, parecen haber bajado los brazos y se conforman con repetir a quien quiere escucharlo que, para no adelgazar, sólo hay que comer menos, moverse más y consumir cinco piezas de fruta y verduras al día.

Cada año, se vuelve a hablar de gravar los anuncios de productos de picoteo en las horas de elevada audiencia de niños y de prohibir la promoción pública de la anorexia. Y nada más.

Mientras tanto, una patente de cada dos que se registran en el mundo sigue teniendo como objetivo reducir aún más el esfuerzo físico y ganar tiempo en cada acción humana, lo que manifiestamente viene a ser una manera de hacer engordar a la gente, reduciendo los gastos y aumentando el estrés producido por la velocidad de la vida y la compresión del tiempo.

Mientras tanto, se crean nuevas líneas de productos de picoteo, cada cual más atractivo, utilizando como argumento explícito de marketing unos contenidos manipulados de azúcar, grasa y sal, unos envases llamativos, mensajes con eslóganes muy estudiados y refinados, imágenes de ensueño en las que mujeres de complexión delgada comen bonitas manzanas verdes mientras miden su cintura, todo ello para vender lípidos y glúcidos rápidos, cuyos efectos sobre el peso son muy conocidos.

¡Y durante este tiempo, entre 35.000 y 40.000 personas mueren directamente del sobrepeso en Francia, desde la diabetes hasta el infarto, pasando por el accidente vascular cerebral o el cáncer relacionado con el sobrepeso (cáncer de mama)!

Había que reaccionar, necesitaba reaccionar, ¡hacer más y hacerlo mejor!

Los intentos norteamericanos

Varios destacados estudios internacionales indican que el seguimiento y la orientación de las personas que asumen un plan de adelgazamiento, llevado a cabo por un profesional de la salud, son un elemento clave en la lucha contra el sobrepeso. Los resultados obtenidos son indiscutiblemente mejores, tanto para lograr perder peso como para mantener y estabilizar ese peso a medio plazo. El único problema es conseguir movilizar millones de nutricionistas para hacerse cargo de este seguimiento en todo el mundo.

Por otra parte, se han creado muchas páginas de internet que ofrecen un acompañamiento para adelgazar, mediante un programa dietético y otro de ejercicio físico.

Como presidente de una asociación internacional de lucha contra el sobrepeso, fui invitado a Estados Unidos para observar lo mejor que existe en este campo, ya que los norteamericanos siempre están adelantados en cuanto a la innovación tecnológica, pero también, por desgracia, en las estadísticas de la obesidad y de la necesidad insatisfecha de adelgazar.

Allí me reuní con colegas estadounidenses, médicos de renombre que se enfrentan a problemas infinitamente más graves que los que ya nos agobian en Europa, por lo que envidian nuestra resistencia al sobrepeso, la morbilidad y la mortalidad menores de nuestro modo de vida, a pesar de nuestra gastronomía y de que reivindiquemos, entre otras cosas, haber inventado la mayonesa, el camembert y el foie gras.

A su lado, visité los mayores sitios norteamericanos de acompañamiento del peso *online*, entre los cuales algunos, de los más visitados, se habían diseñado y realizado con su ayuda.

Al recorrer la página de inicio y los *banners* de estos sitios, sumamente profesionales, se puede leer en todas partes que ofrecen un acompañamiento personalizado, interactivo y realizado por profesionales.

En realidad, no hay nada de eso, tanto en cuanto a personalización como a interactividad. Desgraciadamente, ningún sitio norteamericano ofrece acompañamiento personalizado. Los socios sólo reciben su porción de un método estandarizado a modo de billete de ida. Una especie de libro con imágenes, sonido y vídeos.

Desde luego, estos grandes sitios norteamericanos son económicamente muy potentes. Cotizan en bolsa; tienen recursos para hacer llegar cada día a sus socios un flujo de informaciones de calidad —recetas, movimientos de ejercicio físico, trucos—, pero nada que se dirija a USTED en particular. De este modo, una pareja con sobrepeso, marido y mujer, que se diera de alta el mismo día, recibiría las mismas consignas, cualesquiera fueran su edad, sexo, peso y necesidades alimenticias.

Con la apertura y la interactividad que propicia, internet ofrecía una esperanza, una auténtica promesa de seguimiento que hubiera podido cambiar muchas cosas al enfrentarse, gracias a la tecnología, al problema de 1.300 millones de personas con sobrepeso a escala mundial. Un reto planetario de personalización de masas que hubiera podido invertir la tendencia al alza del sobrepeso. Pero esa promesa no se cumplió por la simple razón de que la oferta estandarizada no parecía desanimar a los socios norteamericanos; las necesidades de asistencia y orientación eran tan considerables en ese país que se satisfacían con esta falsa solución.

Manos a la obra

De vuelta en Francia, entendí que el futuro de la lucha contra el sobrepeso pasaba por este formidable instrumento de comunicación en el que se ha convertido internet. Lo entendí porque me había convertido en experto de la personalización al crear el «Libro de mi peso». Y decidí poner mi pericia al servicio del acompañamiento *online*. Sentía que podía aportar, de este modo, lo que constituía la misma esencia del seguimiento, es decir, la ayuda directa, cara a cara: **Sabes quién soy, sé quién eres y lo que necesitas para alcanzar tu objetivo en los mejores plazos y con la mínima frustración.**

Fue así cómo me lancé a este nuevo reto, con todo mi entusiasmo. Partía con el convencimiento de que si lo conseguía, nacería una nueva manera de adelgazar, un método que dispondría por fin de todos los recursos capaces de oponerse a la epidemia del sobrepeso.

Para ello, había pedido a todos mis amigos que se reincorporaran al servicio: los 32 médicos que habían participado en la creación del «Libro de mi peso», así como el equipo de informáticos. Todos se apasionaron con el proyecto; hasta unos estadounidenses y canadienses recién llegados se dejaron tentar por la aventura.

Habíamos adquirido una pericia única en el mundo al crear el primer libro personalizado. Pero el problema del acompañamiento era distinto. Ya no se trataba sólo de identificar y caracterizar en sus últimos detalles la personalidad ponderal del socio, había que poder seguir a este socio a diario, día tras día, kilo tras kilo. Había que adaptarse al desarrollo de su hoja de ruta, a su manera de aplicarla en la jungla de las tentaciones, los desplazamientos, los viajes, las enfermedades surgidas por el camino, las comidas de negocios, los momentos de estrés, las debilidades y también de arranques de motivación, todo lo que constituía la vida de un individuo corriente que se enfrentaba a su peso. Y por encima de todo, quizás, había que garantizar el acompañamiento durante la travesía de los períodos de estancamiento del peso, inevitables y devastadores a pesar de la buena aplicación del régimen.

El objetivo: una persona a la vez, un día tras otro, desde el primer día hasta siempre

Había puesto el listón muy alto, porque deseaba que este seguimiento fuera no sólo diario, sino **interactivo.** Un seguimiento de sentido único, un simple envío de consignas genéricas o de informaciones, aunque fuesen de buena calidad, me hubiera llevado de vuelta a la solución norteamericana. Quería que quien diera las consignas, yo en este caso, pudiese recoger el informe del socio cada tarde para adaptarse a la trayectoria de su día y reaccionar en consecuencia al elaborar las consignas del día siguiente.

Para ello, volvimos al clásico método de colaboración en *brainstorming*, asociando el trabajo de los médicos con el de los informáticos.

Con los especialistas norteamericanos de inteligencia artificial, conseguimos diseñar y patentar un nuevo modo de comunicación, el Canal EIVD – E-mail Ida y Vuelta Diario. Este proceso nos permitía enviar las consignas cada mañana, mientras que, por la tarde, el socio mandaba de vuelta su informe ultrarrápido pero completo, que me resultaba indispensable para adecuar las consignas de la mañana siguiente.

La adecuación a las cuatro fases del plan

Este seguimiento diario interactivo asiste al socio desde el primer día de la fase de ataque y ya no lo deja solo.

Día a día, e-mail a e-mail, el seguimiento progresa en el transcurso de la fase de crucero hasta que el socio llega a su Peso Justo. Pero eso dista mucho de ser suficiente, porque cualquiera que se detenga en este punto sin seguir las dos fases siguientes recuperará todo lo perdido con seguridad.

Luego, el seguimiento continúa en la fase de consolidación durante 10 días por kilo perdido.

Pero, contrariamente a lo que siempre se ha hecho hasta hoy, y que explica tantos fracasos y reincidencias, este seguimiento no se acaba. Se mantiene durante la cuarta fase, llamada estabilización definitiva. Esta fase, que se descuida muy a menudo, no debe acabarse nunca, considerando que nadie se cura nunca totalmente de un exceso de peso suficiente para haber modificado el ponderostato que cada uno lleva en su interior.

Sé que a nadie le gusta el término «definitivo» cuando se trata de una limitación alimenticia. Además, para atreverse a proponer un servicio definitivo, éste tenía que ser gratuito o tener un coste simbólico.

También hace falta que el acompañamiento ofrecido sea discreto pero atento, flexible y benévolo pero vigilante, al acecho y rápido en detectar y reaccionar a las alertas. Quien acaba de adelgazar con buen tiempo no puede ignorar que también hay temporales, «momentos difíciles» e inevitables, en los que una alimentación gratificante permite aguantar. En su amplia mayoría, las personas que vuelven a engordar en fase de estabilización definitiva tienen una facilidad natural para consolarse y enfrentarse a las dificultades de la vida dándose placeres gustativos.

El acompañamiento con rostro humano

En estos momentos difíciles es cuando más se necesitan una presencia tranquilizadora y directivas firmes. El acompañamiento con rostro humano ofrece en este caso su mejor indicación. Tiene por cometido combinar rigor y empatía, evitar la dramatización y la culpabilización que alteran el juicio y precipitan el derrotismo.

También consiste en instaurar una vigilancia en lo relativo a la evolución del peso, el cumplimiento del jueves de proteínas, del andar, de la renuncia a las escaleras y de la toma regular de las tres cucharadas de salvado de avena.

Pero tiene por misión principal impedir que el socio vuelva a engordar. Reaccionar con rapidez y firmeza, desde el primer kilo y antes de que se consoliden el peso y el desánimo. Y establecer «respuestas graduales» en función de la gravedad del incremento de peso.

Sabiendo que las dificultades de la vida también tienen un final, hay que procurar defender una imagen positiva y una autoestima indispensables para sostener un proyecto positivo. Para ello, se necesita empatía y saber encontrar las palabras adecuadas.

Una hora de *chat* en directo al día

Con este fin, y para dar un rostro humano a este acompañamiento, quise darle mi rostro, mi firma afectiva. Decidí participar una hora al día en un *chat* en directo. Una hora en la que respondo personalmente a las preguntas que siempre se han hecho mis pacientes a lo largo de mi vida de médico. Nueve de cada diez, ya conocen las respuestas de antemano, pero lo importante es que alguien les pregunte, les escuche, sentir una presencia que sirva de freno a las derivas y al retorno a los hábitos de riesgo. Mi cometido es asumir este papel de voluntad prestada que garantiza que se mantenga el rumbo adecuado sin que eso pese demasiado. Es mi temperamento y no me resulta muy difícil desempeñar este papel.

Para quien tiene antojos de chocolate, hay un abismo entre rehusar tocar la tableta que está abierta en la mesa, y renunciar porque no hay en casa. Es la diferencia entre una prohibición eludible y una obligación por necesidad.

El acompañamiento con rostro humano instaura con tacto esta necesidad exterior que libra de la autoexigencia, de la elección que cuesta tanto imponerse a sí mismo y que se acepta mejor de parte de una autoridad ajena. Una elección impuesta para evitar el desgarramiento y un consumo excesivo de energía y motivación. Día tras día, asumo ese cometido para todos aquellos y aquellas que se encuentran perdidos por las agresiones de la vida. Con su fuerza de erosión, el estrés y las emociones negativas socavan la inmensa satisfacción de haberse reencontrado esforzadamente con su peso. Cuando se tiene la suerte de dejarse llevar por un camino llano, resulta fácil controlar el peso. Pero, a poco que surjan una ruptura, un abandono o una traición, un despido o un conflicto entre personas, un luto, una enfermedad, un fracaso, el encuentro con la soledad, un embarazo no deseado o que no acaba de llegar, una depresión..., el astil de la báscula empieza a inclinarse del lado equivocado. Todas las mañanas, oigo el rechinamiento del astil que cambia de lado. Siento que hay gente que precisa de mí, de mi experiencia y de mis palabras sencillas, y es para mí una satisfacción y un orgullo intentar encontrar la respuesta que no ahogue.

El estancamiento, primera causa de fracaso del régimen

Como en cualquier combate, en mi régimen hay un momento difícil en el que el peligro de fracaso es mayor que en cualquier otro; este momento surge en la fase dos, la fase de crucero.

El ataque, breve y fulgurante, coge desprevenido a un cuerpo ingenuo que pierde sin ofrecer mucha resistencia unos «kilos fáciles» y agua estancada.

La fase siguiente, llamada de crucero, se encuentra con un cuerpo aguerrido y firmemente decidido a defender sus reservas.

Es en esta fase encarnizada donde se producen las luchas difíciles, cuando la victoria es incierta y cambia de lado con facilidad. «Pierdo 800 g, al día siguiente recupero 600, todo va y viene y no hay nada que pueda hacer al respecto; me estoy desanimando, ¿qué puedo hacer, doctor?»

Mis pacientes suelen referirse a esos momentos de riesgo, en los que los esfuerzos no obtienen recompensa, como a los rellanos de estancamiento.

Los motivos del estancamiento

Son múltiples y diversos.

Para empezar, están las mujeres y los hombres que se equivocan en el régimen sin saberlo o que olvidan comentarlo en el informe que deben mandarnos cada tarde.

Algunas mujeres están esperando la regla, retienen el agua y se hinchan.

Del mismo modo, hay mujeres propensas a la retención de agua, que han comido demasiado salado o han tomado una copa de vino, olvidada enseguida.

Hay quienes toman antiinflamatorios para un reumatismo o un dolor vertebral, o antidepresivos o, peor aún, neurolépticos.

Otros han hecho tantos regímenes, han perdido y recuperado tantas veces peso, que su metabolismo se ha vuelto muy ahorrativo y su cuerpo se resiste a las dietas.

Hay quienes padecen estreñimiento debido al régimen; engordan pasajeramente y no eliminan lo suficiente.

Están las mujeres en premenopausia, el momento en la vida de una mujer en el que el peligro de incremento de peso es mayor y se añaden frenos metabólicos a la retención.

También está la plena menopausia y la instauración inadecuada de un tratamiento hormonal, demasiado temprano, demasiado intenso o mal seguido.

Por último, está la cada vez más frecuente baja función tiroidea, una pesadilla para los regímenes porque impide cualquier progreso; es necesario un diagnóstico precoz para evitar el fracaso.

Como vemos, hay un sinfín de causas; hasta pueden aunar sus efectos, a veces, para frenar o bloquear la pérdida de peso.

Es precisamente AQUÍ, en estos períodos de estancamiento, donde el acompañamiento y el seguimiento personalizado encuentran su mejor razón de ser. Permiten identificar la causa del bloqueo, explicarla, admitirla y comunicar una fecha en la que el estancamiento tendrá que ceder, un plazo de espera. Y, mientras tanto, hacer todo lo posible, mediante las consignas del acompañamiento, para volver a poner en marcha los mecanismos del adelgazamiento. Volver a la fase de ataque durante unos días, aumentar o disminuir las bebidas según el caso, cortar momentáneamente con los alimentos demasiado salados, moverse más, añadir 20, 30, 40, 50 o 60 minutos de andar, corregir el estreñimiento con aceite de parafina, ruibarbo o agua de Hépar fría en ayunas, sesiones de abdominales, recomendar un drenante, intensificar la toma de salvado de avena...

Durante el estancamiento, el horroroso y desesperante estancamiento, hay que saber domesticar el tiempo para que se convierta en un amigo. En esos momentos difíciles en los que el cuerpo está atrincherado en defensa, en posición de máxima resistencia, es precisamente cuando hay que entender que no engordar ya es una hazaña en sí, y saber que el menor relajamiento, la menor muestra de debilidad, sería suficiente para que el cuerpo salga victorioso y el incremento de peso se multiplique.

«Haga un buen día de proteínas puras, como en ataque de supervigilancia, ¡y vuelva mañana después de pesarse para anunciarme buenas noticias!» Eso es lo que espera una persona inmersa en dudas y expuesta a la tentación: una promesa, una etapa, un hito, una esperanza, una presencia y un tono firme pero al mismo tiempo tranquilizador. Una vez superado el estancamiento, ¡qué bello es ver sonreír a una mujer que viene a dar las gracias, que había perdido la esperanza y, de repente, ve cómo la aguja de la báscula baja un punto!

He dado mi nombre a este servicio de acompañamiento: **regimedukan.com**. Está en marcha desde abril de 2008; estoy orgulloso de ello. Me da tantas alegrías como mis consultas. Resulta más misterioso, porque desconozco los rostros de aquellas y aquellos con quienes hablo, pero deja más lugar a la imaginación.

A nivel práctico, este servicio acaba de cumplir dos años y medio, y los resultados muestran claramente que la idea inicial era buena. Cerca de 40.000 socios rellenan cada tarde su informe del día y reciben cada mañana sus nuevas consignas. El 75 % consulta en directo el *chat* que me complace animar cada día durante más de una hora.

Sesenta minutos en los que puedo tomar el pulso de esta comunidad formada sobre todo por mujeres, que sufren en su mayoría, y buscan una mano directiva y experimentada que las acompañe durante esta prueba. Muchas de ellas han empezado leyendo el libro que tiene en sus manos. Se sintieron preparadas para lanzarse solas y sin ayuda particular a la aventura de etapas que propongo, y empezaron con la hoja de ruta muy concreta que ofrece mi método.

Algunas de ellas, más vulnerables que otras o más resistentes por haber abusado de los regímenes, han sentido la necesidad de orientación y han entrado en este servicio de acompañamiento. De hecho, en su mayoría, estas mujeres llevan años luchando en balde contra su sobrepeso. Han perdido la esperanza, pero no el deseo de conseguirlo. Muy a menudo, son hipersensibles y vulnerables a nivel emocional y afectivo. Encuentran en la comida un complemento que les proporciona sosiego, placer y seguridad, una manera de darse «un gusto, sólo eso.» Estas mujeres arden en deseos de perder un peso por el que sufren, pero no tienen fuerzas para abandonar esa muleta y enfrentarse directamente a la dureza del día a día. Se conocen y saben que no son lo suficientemente atrevidas y estructuradas para enfrentarse solas al rigor de un plan de adelgazamiento; en cambio, saben que muy bien podrían seguir unas consignas, si éstas proceden de una autoridad directiva, creíble y profesional.

Se ha creado un foro con esta perspectiva de proporcionar apoyo, modelos y empatía, compartida; como siempre, lo impulsan y animan voluntarias, mujeres anónimas que, por haber aprendido de las demás, se convierten a su vez en relevos, en «educadoras», y sacan provecho de ello porque, al ayudar a las demás, se ayudan ellas mismas y consolidan sus conocimientos y su motivación.

La asociación internacional Riposte, de la que soy presidente y que ha impulsado en Francia la primera Semana de Lucha contra el Sobrepeso, en junio de 2008, se propone pedir a las mutuas, e incluso posteriormente a las Cajas de Seguridad social, que asuman en el futuro parte de la financiación de este tipo de servicios, como ya se hace en Alemania y Brasil.

En este marco, el servicio ofrecido, como el que se ofrecerá muy pronto para el seguimiento de la diabetes, podría realizarse según un coste general y sin ánimo de lucro. Confío en ello con todo mi corazón; por ahora, me estoy reuniendo con las mayores mutuas internacionales, porque el coste económico y, sobre todo, el sufrimiento generado por el sobrepeso que sigue extendiéndose de manera inexorable, requieren de nuevo una intervención urgente del cuerpo médico.

El sobrepeso es asunto de médicos

Sin acceso a los resultados, perdidos en la profusión aparente de los regímenes, frenados por demandas de asistencia a las que hay que dedicar mucho tiempo, desprovistos de medicamentos y confrontados al fracaso de sus intentos y a las reincidencias casi sistemáticas, los médicos de familia han ido bajando los brazos frente al sobrepeso.

Máxime cuando, para muchos médicos de familia, el incremento de peso no es una enfermedad en sí, mientras que la pérdida de peso no justificada les preocupa infinitamente más.

Muchos médicos consideran que las demandas de adelgazamiento moderado no se justifican y lindan, a menudo, con la futilidad. Puede ser cierto, a veces, pero toda obesidad empezó por un ligero sobrepeso, y no es deseable esperar que aparezcan complicaciones y comorbilidades para actuar.

Por ello, nuestra asociación, Riposte, lucha activamente para que los médicos de familia vuelvan masivamente a ocuparse del sobrepeso. Disponen del número, de la empatía y de la competencia médica. Si cierran filas, pueden constituir una verdadera línea defensiva frente a la plaga del sobrepeso. Su vuelta permitiría también no dejar el campo libre a aquellos que se aprovechan, a todos aquellos que venden sueños para comercializar soluciones sin sentido, acumulando fracasos y creando resistencias que generan incrementos de peso a cambio.

Estos no profesionales encuentran en el desconcierto y el sufrimiento de algunos hombres y mujeres con sobrepeso un terreno favorable para venderles promesas comerciales vacías, lo que les priva de otras soluciones y apoyos de calidad. Este desconcierto y el desarrollo de resistencias adquiridas son responsables de una parte significativa del fracaso de la lucha contra el sobrepeso.

La semana pasada, recibí personalmente un boletín informativo en el que se me proponía perder 6 kg en 28 días —¿por qué 28 días?— sin siquiera conocer mi sexo, mi edad ni, menos aún, la historia de mi peso, pero garantizándome un porcentaje de éxito del 92 %. Más preocupante aún, este boletín elaborado por una entrenadora deportiva certificaba que cura de la diabetes, que no tengo, en... el 100 % de los casos e, igualmente, un 100 % de curación del nivel sanguíneo alto de colesterol, que no padezco tampoco.

Prácticas de este tipo son peligrosas, no porque vendan palabras huecas o sueños, sino porque, atractivas y muy prometedoras, ocupan el terreno y se adelantan a soluciones menos idílicas, pero infinitamente más útiles a medio y largo plazo.

Por lo tanto, ustedes, lectores y lectoras, tienen que ser vigilantes. Perder peso ya no es cosa fácil, pero curarse del sobrepeso es harina de otro costal, y se requiere experiencia, empatía y, estoy convencido de ello, auténtica competencia y mucha seriedad.

Son los médicos los que imperativamente tienen que llevar a cabo la lucha contra el sobrepeso. Por lo que estamos esperando con mucha impaciencia el retorno de los médicos de familia: en Francia, 200.000 profesionales, una fuerza considerable si se le dan los medios para actuar.

Recetas y menús para el régimen de ataque y el régimen de crucero

Ya debe de conocer el régimen de las proteínas puras que constituye la punta de lanza de la parte propiamente adelgazante de mi plan y del jueves de estabilización. Si ya lo ha empezado, posiblemente habrá observado su sorprendente mezcla de sencillez y eficiencia. Esa sencillez que excluye cualquier ambigüedad y determina muy concretamente los alimentos que se utilizan constituye una de sus principales ventajas. Sin embargo, este régimen también tiene su talón de Aquiles, debido a que un cierto número de pacientes puede, por falta de tiempo o de imaginación, limitarse a una selección de alimentos muy restringida y acabar alimentándose, de manera repetitiva y cansina, de los eternos bistecs, surimis, jamones light, huevos duros y yogures desnatados.

Evidentemente, esa solución no contradice los principios de este régimen, que permite alimentarse libremente en el marco de la lista de alimentos autorizados. Pero, a la larga, esta limitación puede parecer monótona y pesada, y dar injustamente la sensación de que a este régimen le falta variedad.

Pero no es cierto y resulta imperativo, especialmente para quienes tengan que perder mucho peso, esforzarse para que este régimen resulte, no sólo aceptable, sino apetitoso y atractivo.

A lo largo de mis consultas, he podido comprobar que, frente a la misma lista de alimentos autorizados, algunas mujeres se mostraban más creativas que otras y conseguían inventar combinaciones atrevidas de alimentos, elaboraciones y recetas innovadoras que hacían más agradable su régimen.

Por ello, he tomado la costumbre de apuntar estas recetas y proponerlas a otras mujeres que disponen de menos tiempo o creatividad, creando de este modo una bolsa de intercambio al servicio de todos los que se disponen a seguir mi plan.

Estas recetas sólo se refieren a la lista de los alimentos que forman el régimen de ataque estrictamente proteico, y luego a la lista del régimen de crucero, con sus alimentos proteicos y verduras.

Son meras sugerencias y no deben frenar la vena inventiva de algunas mujeres que siempre consiguen innovar y hacer que este régimen sea cada día más diversificado. Si algunas de ustedes pertenecen a este grupo cada vez más restringido de las cocineras natas, les agradezco de antemano que me manden nuevas recetas que incluiré sin falta en las próximas ediciones de este libro, dado que esta selección de recetas tiene por objetivo último permitir a quien la usa aguantar el tiempo marcado y, para ello, mejorar la calidad y la presentación de los platos y de las comidas.

Recetas para el régimen de ataque: proteínas puras

Las salsas

En la inmensa mayoría de las salsas entran cuerpos grasos, como el aceite, la mantequilla o la nata, que son los principales enemigos del candidato a adelgazar y, por lo tanto, están totalmente excluidos de las dos primeras fases estrictamente adelgazantes.

El problema que se plantea al seguir mi plan, y muy especialmente en las dos primeras fases, es encontrar salsas y aglutinantes que permitan aderezar alimentos tan nobles y valiosos como las carnes, los pescados, los huevos o las aves de corral.

Para sustituir esas materias grasas, disponemos del aceite de parafina, de la goma de guar y de la fécula de maíz.

El aceite de parafina: como ya he dicho, se trata de un aceite mineral que atraviesa el tubo digestivo sin penetrarlo, por lo tanto, sin pasar a la sangre. Gracias a esta característica, no aporta ninguna caloría al organismo y engrasa los intestinos por su capacidad lubrificante, muy útil en unos regímenes más bien astringentes.

Su máximo inconveniente es una consistencia más pesada que la del aceite vegetal; se puede remediar en gran medida añadiéndole agua de Perrier, que facilita su emulsión. El segundo inconveniente es que un uso inadecuado puede producir unas pérdidas molestas, que se evitan limitando y ligándola a los otros ingredientes de las salsas.

Cuidado, el aceite de parafina no debe cocinarse.

La goma de guar: poco conocido, ese ingrediente vegetal se vende en forma de polvo en las farmacias. Prácticamente desprovisto de calorías, su capacidad gelatinizante natural permite espesar salsas y darlas una untuosidad que se asemeja a la de las grasas. Se usa en cantidades muy pequeñas (1/4 de cucharadita por 150 ml de líquido) y se espesa con el calor.

La fécula de maíz: este ingrediente próximo a la tapioca resulta útil en la cocción por su gran capacidad aglutinante y espesante. Es un glúcido, pero las cantidades útiles son tan mínimas (una cucharadita por 125 ml de salsa) que resultan despreciables. La fécula de maíz permite también obtener salsas untuosas, como la bechamel, sin añadir materias grasas.

Antes de usarla, hay que diluirla en un poco de líquido frío (agua, leche o caldo) previamente a incorporarla a la mezcla caliente. Se espesa al cocerse.

Los cubitos de caldo bajos en grasas (pollo, pescado, verduras, *pot-au-feu*): resultan muy prácticos para preparar algunas salsas, no sólo por su poder aglutinante y espesante en sustitución del aceite en la vinagreta, sino sobre todo mezclándolos a un lecho de cebolla picada y dorada, para aderezar la cocción de las carnes y de los pescados sin aporte de materias grasas.

A partir de esos ingredientes, le propongo algunas recetas básicas.

La vinagreta

Es una salsa básica muy importante que se puede utilizar durante el período de crucero para facilitar el consumo de ensaladas y crudités. Puede elaborarse de tres maneras, y así adaptarse a la mayoría de los gustos.

Vinagreta de parafina: para obtener una vinagreta de sabor agradable y disimular el espesor de la parafina, hay que emulsionarla con agua de Perrier y aumentar las cantidades de vinagre y mostaza.

Coja un pote y ponga en el fondo una cucharada de mostaza fuerte de Dijon o a la antigua de Meaux. Añada cinco cucharadas de vinagre balsámico, vierta una cucharada de Perrier o de agua sin gas y añada una cucharadita de aceite de parafina. Si le gusta el ajo, deje un buen diente en remojo en el fondo del pote y añada siete u ocho hojas de albahaca fresca o congelada y picada.

Vinagreta de caldo de verduras: diluya en caliente un cubito de caldo de verduras bajo en grasas en dos cucharadas de agua; luego, añada una cucharadita rasa de fécula de maíz, dos cucharadas de vinagre y una cucharada de mostaza a la antigua.

Salsa mayonesa

Mayonesa clásica con parafina: en un bol, ponga una yema de huevo, sal y pimienta y una cucharadita de vinagre. Remueva lentamente el huevo para incorporar la sal, la pimienta y el vinagre. Añada, sin dejar de remover, aceite de parafina gota a gota. Cuando la salsa empiece a espesarse, rectifique el aliño si hace falta. Es el momento de añadir la mostaza para facilitar la emulsión de una salsa bien ligada.

Mayonesa verde: prepare del mismo modo añadiendo perifollo y cebolleta picados en abundancia.

Mayonesa sin aceite: cueza un huevo duro. Chafe el huevo con un tenedor e incorpórelo en medio pote de queso fresco 0 % MG (50 g). Añada finas hierbas y salpimiente.

Salsa bearnesa de régimen

Necesita chalota, estragón, vinagre y dos huevos. Cueza la chalota picada fina con un pequeño vaso de vinagre. Añada el estragón tal cual o picado, según su gusto. Deje que se entibie el vinagre y viértalo sobre las dos yemas de huevo, batiendo bien como para una mayonesa.

Salsa verde

Pase un huevo duro por la trituradora, tres pepinillos medianos, una pequeña cebolla cruda y un buen manojo de hierbas. Mézclelos en un bol con dos yogures 0 % MG, 1/2 cucharadita de mostaza y la sal.

Añada dos cucharaditas de aceite de parafina, salpimiente y deje que se caliente al baño maría. Sírvase con una carne fría o caliente.

La salsa verde se usa como acompañamiento de pescados, huevos duros, carnes y verduras.

Salsa blanca

Necesita dos huevos, un yogur desnatado y media taza de leche desnatada. Entibie la leche y añada sal y pimienta. Viértala entonces sobre las dos yemas de huevo mientras bate bien; luego, añada el yogur. Acabe calentando el conjunto al baño maría.

Para acompañar los pescados, se puede añadir un pepinillo picado.

Salsa gribiche

Para 4 personas. Pase un huevo duro por la minipicadora. Añada 2 cucharaditas de mostaza, 1 cucharada de vinagre, 1 cucharadita de aceite de parafina que previamente habrá mezclado con agua de Perrier; luego, añada 1 cucharada de yogur natural batido, sal, pimienta, perejil y pepinillos picados.

Acompaña a la perfección el *pot-au-feu*, las carnes frías, y muy especialmente la lengua.

Salsa de hierbas

Coja 25 g de cada una de las siguientes hierbas frescas: acedera o canónigos a elegir, perejil, estragón, cebolleta, hoja de apio y menta, y también unas chalotas tiernas.

Muela muy fino estas hierbas con un molinillo de perejil, luego añada las chalotas tiernas. Corte 3 huevos duros en rodajas con la clara y páselos por el molinillo. Mezcle con 4 yogures desnatados, vinagre, sal y pimienta, las hierbas y las chalotas. Pase por la trituradora y reserve en la nevera.

La salsa de hierbas es un delicioso aderezo para el buey caliente o frío.

Salsa de tomate

Para 4 personas. En un cazo antiadherente, rehogue una cebolla cortada en rodajas finas, luego añada entre 6 y 8 tomates frescos sin la piel ni las pepitas o, para los que no tengan tiempo, 300 ml de tomate triturado. Salpimiente.

Cubra y deje cocer a fuego suave durante unos 20 minutos. Deje enfriarse y páselo por la trituradora. Perfume con menta fresca, albahaca y estragón.

Utilícese con las terrinas de pescado o de verduras.

Salsa de finas hierbas

Para 4 personas. Disuelva un cubito de cocido, pescado o verduras desgrasado en medio vaso de agua tibia y añada, removiéndola para diluirla, 1 cucharadita de fécula de maíz. Espese el conjunto removiéndolo en una cacerola sobre el fuego. Aparte del fuego e incorpore, removiendo bien, 200 g de requesón desnatado, finas hierbas, sal y pimienta.

Acompaña tanto las carnes como el pescado.

Salsa del cazador

Para 4 personas. Cueza dos chalotas cortadas en rodajas finas en 3 cucharadas de vinagre y 2 cucharadas de agua con el recipiente tapado unos 10 minutos. Quite la tapa y deje reducir 5 minutos.

Aparte del fuego, añada una yema de huevo batida y 2 cucharadas de requesón. Salpimiente. Añada un ramillete de estragón picado. Caliente al baño maría para dar a la salsa su consistencia espesa final.

Se utiliza con carnes y pescados.

Salsa holandesa

Para 4 personas. En un cazo al baño maría, bata 1 yema de huevo con 1 cucharadita de mostaza y 2 cucharadas de zumo de limón. Deje calentar unos minutos a fuego lento para espesar la salsa y, a continuación, añada lentamente 50 ml de leche caliente sin dejar de batir. Deje que se espese al baño maría y reserve caliente hasta el momento de servir.

Acompaña tradicionalmente el pescado blanco, pero también es adecuada para espárragos, judías verdes y espinacas.

Salsa bechamel

Mezcle en frío 1/4 de litro de leche desnatada y 1 cucharada de fécula de maíz; añada a continuación un cubito de caldo de cocido desgrasado. Deje cocer unos minutos a fuego lento para que se espese. Añada sal, pimienta o nuez moscada a su gusto.

Adereza a la perfección todas las verduras gratinadas y muy especialmente las endivias con jamón al horno.

Salsa de rábano blanco

Bata medio cubo de requesón con una cucharadita de rábano blanco rayado, sal y pimienta hasta que la mezcla sea muy ligera.

Adereza a la perfección los pescados cocidos al vapor, en papillot o al microondas. También se utiliza con carne de ternera, conejo o aves de corral.

Salsa divina

En un cazo, ponga 2 yemas de huevo, 1 cucharada de mostaza, 150 g de requesón desnatado y 1 cucharadita de fécula de maíz, sal y pimienta. Lleve el conjunto a ebullición a fuego suave. Aparte del fuego, añada un pequeño manojo de hierbas picadas y un zumo de limón.

Acompaña terrinas y pescados calientes. Se suele consumir caliente o tibia.

Salsa tártara con requesón

Ingredientes: 150 g de requesón 0 % MG, 1 huevo duro, 4 filetes de anchoas, 1 chalota, 1 cucharada de alcaparras, 1 pepinillo, sal, pimienta, perejil picado.

Pele la chalota y píquela fina. Pase las anchoas, las alcaparras, el pepinillo y el huevo duro por la trituradora. Mezcle todos los ingredientes. Compruebe el aliño.

Las carnes

Primero, unas recetas de buey:

Asado de buey

Coja una pieza de solomillo (o de filete) y póngala en el horno caliente. Eche sal a la carne, pero sólo al final de la cocción para evitar que se seque al perder su jugo. Cueza 1/4 de hora por medio kilo de asado, en horno muy caliente.

Sobras de buey frío

Aderece con una de las muchas salsas descritas anteriormente.

Pinchos de filete de buey

Corte en dados grandes 400 g de filete de buey y ensártelos en los pinchos con rodajas de cebolla, tomillo y laurel. Durante el período de ataque limitado a las proteínas puras, es posible intercalar trozos de tomate y pimiento, que no se comerán, para el aspecto decorativo y el sabor que transmiten a la carne.

Hamburguesa a la tártara

Coja 200 g de carne picada e incorpore uno por uno todos los elementos de la salsa tártara (*véase* salsa tártara), procurando obtener una mezcla homogénea.

Bistec con pimienta

Coja un buen bistec y prepárelo en una sartén antiadherente. Al final de la cocción, cúbralo con pimienta molida tosca. Al lado, entibie medio yogur desnatado, añada una cucharadita de aceite de parafina y pimienta y vierta la mitad de la mezcla resultante sobre el bistec, muy caliente. Deje reposar con el fuego apagado removiendo la salsa restante y viértala sobre el bistec.

Buey hervido

Cueza una pieza de buey muy magra (medio kilo aproximadamente) en 1,5 litro de agua con tomillo y laurel y una cebolla. Añada sal y pimienta.

Deje cocer 1.15 h; a continuación, sirva tibio, cortado en dados con una salsa verde y pepinillos.

En cuanto se acabe la fase de ataque, cuando se reintroducen las verduras alternadas, se puede añadir un puerro en el caldo. Sirva el buey con una salsa de tomate.

Asado de buey picado (10-12 lonchas)

Ingredientes: 1,2 kg de buey picado, 2 huevos, sal, pimienta, 1 cebolla rayada y 3 petit-suisses 0 % MG.

Bata los huevos con la cebolla picada, los petit-suisses, la sal y la pimienta, e incorpore cuidadosamente la carne picada a esta mezcla. Engrase con aceite y enharine un molde alargado de cake en Pirex, y vierta la mitad del preparado.

Corte los huevos duros en rodajas y dispóngalas a lo largo del molde, una tras otra. Cubra a continuación con la mitad restante.

Precaliente el horno a 180 °C. Deje cocer una hora aproximadamente.

Se consume frío o caliente, acompañado por una salsa de rábano blanco, una salsa de hierbas o una salsa de tomate.

Ahora, unas recetas de ternera

Estofado de ternera a la antigua

Corte en trozos medio kilo de partes magras de ternera y cuézalos como el buey hervido.

Al lado, caliente una taza grande de leche desnatada con tomillo. Añada sal y pimienta y vierta la leche tibia sobre tres yemas crudas removiendo bien. Añada sal y pimienta, y vierta esta salsa sobre la ternera. Caliente sin que hierva.

Filete de ternera

En una sartén antiadherente, prepare un lecho de cebollas mojadas con un cubito de caldo desgrasado disuelto en un poco de agua. Deje cocer a fuego lento hasta que empiece a caramelizar. Ponga el filete sobre el lecho de cebollas y cueza unos 10 minutos por cada lado. Al final de la cocción, aparte las cebollas y soase a fuego más fuerte el filete en el jugo restante. Se sirve con un trozo de piel de limón.

Chuleta de ternera a la sartén

Se prepara como la receta anterior, excepto que al final de la cocción se vierten dos cucharadas de agua sobre la chuleta en su lecho de cebollas, y se deja hervir en la sartén durante un minuto más. Sirva la chuleta con dos pepinillos cortados en rodajas.

Pastel de ternera (se prepara el día anterior)

Ingredientes: 500 g de jamón picado sin grasa ni corteza, 100 g de ternera picada, 4 huevos batidos como para una tortilla, 1 cucharadita de bayas rosas pasadas por el molinillo de pimienta, sal y pimienta de 5 bayas.

Incorpore las bayas trituradas, la sal y la pimienta en los huevos batidos. Añada las carnes y remueva bien.

Engrase un molde alargado de cake con papel de cocina sobre el que habrá vertido una gota de aceite; enharínelo. A continuación, extienda el preparado.

Ponga en el horno ventilado a 160 °C entre 1 h y 1.15 h, o al baño maría para un horno corriente.

Por último, unas recetas para los amantes de los menudillos:

Hígado de ternera con vinagre de Jerez

Prepare un lecho de cebollas en una sartén antiadherente y deje cocer a fuego lento hasta que empiece a caramelizar. Ponga la loncha de hígado de ternera y deje cocer 10 minutos por cada lado. Al final de la cocción, aparte las cebollas y soase a fuego más fuerte el hígado, rociándolo con un buen chorrito de vinagre de vino.

Lengua de buey en salsa verde

Prepare una lengua de buey en 1,5 litro de agua con tomillo, laurel y una cebolla; espume el caldo. Añada sal y pimienta.

Cueza 1.15 h, y sirva la lengua tibia, cortada en lonchas con una salsa verde y pepinillos.

Acuérdese de consumir sólo la parte anterior de la lengua, ya que ésta es tanto más magra cuanto que se acerca a la punta.

Pinchos de corazón y riñones

Corte en trozos 400 g de riñones y corazón de ternera o cordero a partes iguales; a continuación, ensártelos en los pinchos con rodajas de cebollas, tomillo y laurel. Durante el período de ataque limitado a las proteínas puras, es posible intercalar trozos de tomate y pimiento, que no se comerán, por el aspecto decorativo y el sabor que transmiten a los menudillos.

Las aves de corral

Pollo con estragón

Frote un pollo con ajo y estragón; a continuación pique el estragón y espárzalo en el interior del pollo. Añada sal y pimienta. Cueza al asador o en el horno. Evite consumir la piel y la punta de las alas.

Suflé de pollo

Pique 2 pechugas de pollo con un cuchillo, salpimiente y añada finas hierbas.

Caliente una tacita de leche desnatada y viértala sobre dos yemas de huevo crudas. Mézclelo todo bien con el pollo picado; a continuación monte las dos claras a punto de nieve e incorpórelas a la preparación sin batir en exceso (el suflé se hinchará más). Después, métalo en el horno a temperatura media durante treinta minutos largos.

Terrina de pollo con estragón

Ingredientes: 1 pollo de 1,5 kg aproximadamente, 2 zanahorias, 2 tomates, 1 puerro, 1 cebolla, 1 ramillete de estragón, 1 clara de huevo, 1 cucharadita de bayas rosas, sal y pimienta.

Lave el pollo en agua y córtelo a trozos. Pele las verduras (zanahorias, puerro y cebolla, apio, lavados y troceados). Ponga estas verduras en una cacerola con un litro de agua. Lleve a ebullición. Añada el pollo, salpimiente, y espume; después, deje cocerse una hora a fuego lento.

Saque el pollo, y deje que se escurra; deshuese la carne y píquela fina. Despepite los tomates y córtelos a daditos pequeños. Disponga los trozos de pollo en un molde alargado de cake intercalados con los daditos de tomate y hojas de estragón. Lleve el caldo a ebullición y deje reducir hasta 25 cl aproximadamente.

Monte la clara a punto de nieve con un tenedor y vierta el caldo encima; a continuación, hierva 1 minuto. Deje que se entibie y fíltrelo a través de un paño. Ponga el pollo y esparza las bayas rosas. Reparta unos daditos de tomate y unas diez hojas de estragón.

Desmolde la terrina en una fuente y deje en la nevera para servir fresco. Se recomienda prepararla el día anterior.

Guiso del corral (8 personas)

Ingredientes: 1 pollo de 1,5 kg, 400 g de ternera, 1 conejo de 1 kg, 200 g de jamón sin grasa, varios huesos de ternera, tomillo, laurel, bayas rosas, sal, pimienta y vinagre de vino.

Corte a pedazos el jamón, el pollo, el conejo y la ternera. Llene una terrina con la mezcla de estas carnes. Añada una pizca de sal, pimienta, el tomillo, el laurel y cinco bayas. Cubra el conjunto con una mezcla de vinagre y agua (2 medidas de agua por 1 de vinagre). Añada los huesos de ternera para obtener una gelatina. Cubra con la tapa y métalo en el horno durante 3 horas a 200 °C. Sírvase frío.

Conejo con mostaza

Unte con mostaza una rabadilla de conejo, añada tomillo en polvo y envuélvala en papel de aluminio. Ase el conejo en el horno caliente durante una hora, y quítele después el papel de aluminio.

Mezcle una cucharada de aceite de parafina en medio yogur desnatado y bata bien para que emulsione; a continuación, añada sal y pimienta. Vierta esa salsa sobre el conejo, disolviendo cuidadosamente la mostaza secada por la cocción.

Se sirve con rodajas de pepinillos después de haber calentado el conjunto al horno durante unos instantes.

Los pescados

Lenguado natural al vapor

Coja un lenguado de tamaño medio previamente cortado por el pescadero. Lávelo con agua y séquelo cuidadosamente. Coloque el lenguado entre dos platos y meta el conjunto sobre un cazo lleno hasta los tres cuartos de agua que mantendrá en ebullición.

El lenguado se cuece a punto en un cuarto de hora. Añada limón, sal, pimienta y perejil picado.

Merluza en salsa blanca

Cueza una merluza al caldo corto. Sirva con una salsa blanca y perejil picado (*véase* salsa blanca).

Concha de merluza

En preparación fría, coja unas sobras de merluza, añada mayonesa y preséntelo todo en una concha de vieira. Decore con huevos duros cortados a cuartos.

En preparación caliente, aderece las sobras de merluza con una salsa blanca a la que añadirá perejil, y caliente el conjunto.

Para una comida rápida, las sobras de merluza se pueden servir más sencillamente aún con una simple salsa vinagreta (vea recetas de las salsas citadas).

Dorada real

Prepare una buena dorada perfectamente escamada y 1 kg de mejillones con las conchas limpias. Lave la dorada y colóquela en una fuente de horno con una cebolla cortada a rodajas.

Por otra parte, coloque los mejillones en el fuego, salteándolos en un cazo para abrirlos. Coja el jugo de los mejillones, añádale un poco de limón, pase el conjunto por un colador muy fino y viértalo sobre la dorada. Eche pimienta al pescado y póngalo en el horno. Deje cocerse 3/4 de hora largos. Añada entonces los mejillones sin las conchas, eche sal y caliente rociando regularmente.

Dorada asada

Elija una pequeña dorada que escamará, lavará y secará completamente. Colóquela sobre la parrilla o al horno después de llenarla con un pequeño relleno de finas hierbas, estragón y cebolla picada y después de echarle pimienta.

La dorada estará hecha cuando la piel esté doradita (aproximadamente 3/4 de hora). Sale al final de la cocción.

Salmón en papillot

Elija una buena rodaja de salmón. Colóquela en una hoja de aluminio. Encima, esparza eneldo; rocíela con limón y salpimente. Para el sabor, añada unas rodajas de cebolla y un puerro cortado a trozos, que se sacarán después de la cocción. Cierre la envoltura de metal y coloque en el horno caliente durante 10 minutos máximo, e incluso menos según los gustos, para que se quede tierna y conserva la untuosidad del jugo.

Salmón asado a la unilateral

Elija una buena rodaja con la piel. Colóquela en el horno sobre una bandeja cubierta con papel de plata, arriba de todo, inmediatamente debajo del grill, con la piel orientada hacia las resistencias y cubierta con sal gorda.

Deje cocerse hasta que la sal se empape del jugo exprimido y la piel se agriete y se ponga morena. Llegado a este punto, la mitad inferior de debajo de la piel está cocida, con una consistencia firme y un color naranja asalmonado, mientras que el otro lado no se ha hecho y apenas está caliente, quedándose rosa y tierno. Saque la rodaja, quítele la sal gorda, dele la vuelta para colocarla sobre su piel morada y sirva.

Para una cocción óptima, la pieza debe presentarse en su punto, de color salmón, caliente y jugosa del lado de la piel, pero tibia y rosada en la superficie.

Salmón crudo marinado

Deje marinar durante toda la noche una buena rodaja o, mejor aún, medio salmón crudo, en un escabeche con limón, eneldo, finas hierbas, sal y pimienta. Corte a rodajas finas y sirva decorando con eneldo.

Salmón crudo a la japonesa

No hay manera más práctica y rápida de aderezar un pescado. Corte en sentido transversal un filete de salmón, desde la superficie hasta la piel, unas lonchitas más bien finas. Dispóngalas en un plato. Rocíe con salsa de soja procurando separar las lonchas para dejar que penetre la salsa. Sírvase en el momento.

Salmón a la tártara

Coja entre 150 y 200 g de salmón picado e incorpórele uno por uno todos los elementos de la salsa tártara (*véase* salsa tártara) procurando obtener una mezcla homogénea.

Terrina de rape (se prepara 2 días antes)

Ingredientes: 1 kg de rape correctamente desmenuzado, 8 huevos, 1 cucharadita de sal fina, pimienta, 1 lata de tomate concentrado (140 g), 1 bolsita de caldo corto en polvo, 2 litros de agua y 1 vaso de vinagre de vino.

- Dos días antes: ponga el agua a hervir con el caldo corto y, en el momento de echar el pescado, vierta el vinagre. Después de la cocción, deje que se enfríe un poco y quite la espina central. Levante los filetes de cada lado, mientras y haga migajas medianas con el resto del pescado. Deje toda la noche en la nevera.
- El día anterior: pase los huevos por la batidora, eche sal y pimienta. Añada la lata de tomate concentrado. Pase por la trituradora. En una ensaladera, mezcle con las migajas de rape (pero no los dos filetes). Engrase y enharine un molde de cake en Pirex de 26 cm de largo y ponga dentro la mitad del preparado. Añada los dos filetes y cubra con la mitad restante. Precaliente el horno a 160 °C (medio). Cueza entre 3/4 de hora y 1 hora a 180 °C (al baño maría si se trata de un horno corriente). Deje enfriarse y métalo en la nevera toda la noche.

Los mariscos: conchas y crustáceos

Mejillones a las hierbas

Los mejillones tienen que ser muy frescos, pesados y pequeños, lavados varias veces con agua limpia y con las conchas perfectamente raspadas.

Una vez preparados de este modo, colóquelos en un cazo con un vaso de agua y dos cucharadas de vinagre, cebolla en rodajas, perejil picado, tomillo y laurel, un poco de ajo y pimienta.

Ponga el cazo a fuego fuerte, salteando los mejillones para abrirlos. En cuanto se abren los mejillones, pueden considerarse como cocidos. Colóquelos entonces en un plato con el jugo. Eche sal al jugo de los mejillones, pero sólo después de cocerlos.

Timbal de mejillones

Ingredientes: 3 huevos, 2 litros de mejillones, vino blanco seco para la cocción, perejil, sal, pimienta y 1 cucharada de requesón desnatado.

Deje que se abran los mejillones en un cazo a fuego fuerte con vino blanco. Cuando los tenga cocidos, escurridos y tibios, mézclelos con una cucharada de requesón, perejil, sal y pimienta. Ponga esta mezcla en pequeños moldes (timbales) en el horno a temperatura suave.

Cangrejo relleno

Elija un cangrejo vivo de buen tamaño y bastante pesado. Zambúllalo en caldo corto a plena ebullición y deje cocer unos 20 minutos según el tamaño. Ábralo y extraiga las partes comestibles.

Monte una mayonesa (*véanse* salsas) y mézclela con el cangrejo desmenuzado. Sirva en conchas de vieiras y decore con rodajas de huevo duro. Para la presentación, se pueden añadir rodajas de tomate y una hoja de lechuga, que podrán consumirse en cuanto se incorporen las verduras en la fase de crucero.

Pastel de cangrejo (se prepara el día anterior)

Ingredientes: 2 latas de cangrejo (165 g neto escurrido), 4 huevos, 5 bayas rosas, 2 cucharadas de leche desnatada y 300 g de requesón desnatado.

Escurra las 2 latas de cangrejo, aparte los pequeños cartílagos y, de ser necesario, seque en un paño. Pase por la trituradora los huevos con el requesón, la leche y la pimienta, y añada el cangrejo removiendo bien. Engrase con papel de cocina y enharine un molde en Pirex; vierta el preparado. Precaliente el horno a 160 °C y deje cocerse entre 1 h y 1.30 h al horno ventilado. De lo contrario, coloque el molde al baño maría.

Vieiras gratinadas

Ingredientes: 4 vieiras, 1/2 litro de mejillones y 100 g de camarones.

Ponga las vieiras a fuego fuerte para abrirlas y, a continuación, sepárelas de su concha. Quite las partes negras y la cinta: sólo quedarán las partes blancas y el coral. Lávelas para eliminar toda la arena y deje cocer 1/4 de hora en un cazo con un litro de agua caliente y 3 cucharadas de vinagre. Mientras tanto, ponga los mejillones a cocer a fuego fuerte hasta que estén plenamente abiertos; prepare dos huevos duros, pique la chalota y el perejil, chafe los huevos con fuerza, mezcle el conjunto añadiendo los mejillones sin las conchas y los camarones. Corte la carne de los mariscos a dados grandes y añádalos a esta masa. Rocíe con el jugo de los mejillones para conseguir una mezcla untuosa. Salpimiente y coloque el conjunto en las conchas que habrá lavado previamente. Deje las conchas llenas 20 minutos al horno, colocando el coral encima para la decoración.

Cigalas con mayonesa

Lave cuidadosamente medio kilo de cigalas. Échelas al caldo corto como para los cangrejos. Deje que se enfríen en el jugo de la cocción. Sirva con una mayonesa (*véanse* salsas).

Bandeja de marisco

Las ostras se condimentan con un poco de limón o de vinagre de chalota. Componga una bonita bandeja con mejillones, almejas y gambas presentadas sobre un lecho de hielo triturado y algas.

Los huevos

Los huevos son de mucha ayuda durante la fase de ataque, por lo que se recomienda tener siempre algunos huevos duros en la nevera.

Huevos pasados por agua

Con tres minutos de cocción, obtendrá un huevo más líquido; con cuatro, la clara tendrá más consistencia y la yema estará cremosa.

Huevos revueltos

Meta un poco de leche en una cacerola pequeña. Bata tres huevos como si de una tortilla se tratara. Eche sal y pimienta y vierta los huevos en la leche sin dejar de batir durante toda la cocción. Los huevos revueltos deben estar cocidos, pero tiernos. Los puristas los preparan al baño maría para que sean más untuosos.

Estos huevos pueden mejorarse añadiéndolos unas lonchitas de gambas o virutas de hígado de pollo y, en cuanto se incorporen las verduras en la fase de crucero, yemas de espárragos. Los días de fiesta, esos modestos huevos se merecerán migajas de trufa o una cucharada de caviar.

Huevos rellenos con gambas

Pueden proporcionar un entrante apetitoso para este régimen que tiene pocos.

Cueza los huevos y deje que se enfríen una vez estén duros. Parta cada huevo por la mitad, reserve las claras y chafe las yemas incorporando unas gambas picadas finas. Añada un poco de mayonesa de régimen y decore con las gambas restantes.

Flan de huevos

Ingredientes: 5 huevos, 375 ml de leche caliente 0 % MG, una vaina de vainilla fresca (muy flexible), 10 ml de vainilla líquida, moscada en polvo y una nuez moscada para rayar.

Bata los huevos en una ensaladera grande. Caliente, sin que llegue a hervir, la leche con la vaina de vainilla partida en dos y rayada. Aparte la vaina y vierta lentamente la leche caliente sobre los huevos; añada los 10 ml de vainilla líquida y 2 cucharaditas de moscada en polvo. Disponga el conjunto en un molde de flan o en pequeños moldes individuales. Raye con el molinillo de queso la nuez moscada encima de las preparaciones.

Métalo en el horno (160 °C) al baño maría. Con un horno ventilado, no es necesario el baño maría. Se vigilará el tiempo de cocción según el horno.

Islas flotantes

Rompa 4 huevos separando claras y yemas; después, monte las claras a punto de nieve bastante firme en una ensaladera.

Hierva 1/2 litro de leche desnatada con una pequeña vaina de vainilla y apártelo del fuego. Coja con un cucharón una parte de las claras para hacer bolitas de nieve y échelas en la leche, caliente aún. Cuando las bolas estén bien hinchadas, deles la vuelta; a continuación, cójalas con una espumadera y déjelas escurrir en una fuente.

Bata las yemas, vierta encima la leche restante sin dejar de batir; después, caliente a fuego lento sin dejar de remover. Cuando la crema empiece a tomar consistencia, apártela enseguida del fuego para que no cuaje y endulce con aspartamo en polvo. Coloque suavemente las islas de nieve, que flotarán sobre la crema, y sirva frío.

Leche de gallina

En un bol, diluya unas yemas de huevo con un poco de aspartamo y una cucharadita de agua de azahar. Bata hasta que sea perfectamente homogéneo. Después, añada un vaso grande de leche desnatada para aclarar la mezcla, procurando remover lentamente para que la yema no cuaje.

Huevo con jamón en gelatina

Pase unos huevos por agua (hiérvalos unos 4 minutos) y 4 medias lonchas de jamón magro.

Ponga en remojo una hoja de gelatina en agua fría entre 1 y 2 minutos y escúrrala con la mano; a continuación, caliéntala para que se vuelva líquida y añada sal, pimienta y UNA gota de coñac para perfumarla.

Haga un rollo con el huevo caliente pasado por agua en media loncha de jamón y colóquelo en un molde individual alargado; vierta la gelatina líquida y deje enfriarse.

Recetas para el régimen de crucero: proteínas + verduras

Recetas de verduras solas

Coliflor

Coja una coliflor blanca y pártala en trozos grandes. Lávelos cuidadosamente y deje cocer en una olla grande con agua salada. Prepare una salsa blanca (*véase* salsas) y viértala sobre la coliflor perfectamente escurrida. Sirva con huevos duros partidos en dos.

Suflé de coliflor

Cueza la coliflor como en la receta anterior y escurra bien. Prepare una salsa blanca (*véase* salsa blanca, pero con dos yemas añadidas).

Al lado, monte a punto de nieve las dos claras de huevo restantes e incorpórelas lentamente a la salsa blanca. Disponga los trozos de coliflor en el molde para suflé y cuézalo todo al horno unos 20 minutos.

Fricasé de champiñones

En una sartén antiadherente, prepare un lecho de cebollas y dórelo con un cubito de caldo de pollo disuelto en un poco de agua hasta media caramelización. A continuación, eche los champiñones cortados en rodajas gordas y deje reducir lentamente sin tapar para que su carne sea tierna. Añada ajo, perejil, sal y pimienta, y sirva caliente con la guarnición de las carnes o aves de corral.

Champiñones rellenos

Elija champiñones grandes. Lávelos y quite los pies. Pique los pies con ajo y perejil, salpimiente y añada unas cucharaditas de leche desnatada. Cueza este relleno en el horno muy caliente o en una sartén antiadherente.

Ocupe el lado hueco de los sombreros con el relleno precocido, y deje cocer en el horno muy caliente. Después de la cocción, añada unas gotas de aceite de parafina en cada champiñón.

Espinacas con salsa blanca

Lave cuidadosamente las hojas de espinaca y póngalas a cocer en un gran recipiente de agua salada hirviendo entre 10 y 15 minutos. Escúrralas cuidadosamente chafándolas en el colador. Añada una salsa blanca (*véase* salsa blanca) y meta en el horno. Sirva con huevos duros partidos en dos o como guarnición de las carnes o de las aves de corral.

Hinojo

El hinojo es una verdura cuyo sabor anisado resulta original; además, tiene un gran valor alimenticio porque es rico en antioxidantes protectores. Puede tomarse crudo en ensalada, cortando rodajas transversales que se dispersan en la ensaladera y se combinan a la perfección con una vinagreta de régimen.

También se puede preparar hervido mucho tiempo, para ablandar sus fibras muy duras. En este caso, sabe mejor muy aliñado con zumo de limón y perfumado con perejil, y se sirve tibio o a temperatura ambiente.

Judías verdes

La judía verde es el rey de los alimentos para adelgazar; es uno de los alimentos con menos calorías del planeta. Además, es rico en pectina, que participa activamente en la creación de saciedad. Sin embargo, los candidatos al régimen suelen pasar de las judías verdes, ya que el modo de cocción que se recomienda habitualmente, su color apagado y su insipidez natural generan pocas sensaciones.

En ensalada, recuérdese, además de las posibles vinagretas, añadir cebolla picada y perejil, y mezclarlas con otras verduras más coloreadas, como los tomates o el pimiento crudo.

Como guarnición de una carne o de un ave de corral, puede presentarlas rociadas con una salsa blanca o servirlas con un filete en salsa.

Tomates con requesón y albahaca

Coja un pote de requesón 0 % MG. Sáquelo del pote y déjelo escurrir a temperatura ambiente durante medio día para que el cuajado se retraiga y se endurezca. Cuando está firme, tiene una consistencia parecida a la de la mozzarella italiana o el feta griego.

Llene un plato con rodajas de tomate dispuestas regularmente. Corte el requesón firme y compacto en lonchas gordas, y dispóngalas sobre las rodajas de tomate. Remate con una hoja de albahaca, salpimiente y aliñe con vinagreta.

Ensalada de endivias

Las endivias presentan un gran interés para las mujeres a régimen que no tienen tiempo para cocinar al mediodía y pueden utilizar esta verdura muy poco calórica, muy limpia y muy fácil de transportar. Además, la endivia tiene un sabor ligeramente amargo y una consistencia fresca y crujiente muy apreciados.

Por esos motivos, frente a tantas ventajas, es posible incluir, sólo para las endivias, una salsa que infrinja excepcionalmente nuestro principio, aceptando un cuerpo ajeno bastante peligroso para el régimen: el roquefort.

Esta salsa se elabora mezclando el contenido de un envase de requesón desnatado con una bolita de roquefort del tamaño de una avellana, elegida en la parte más oscura y fuerte del verdín, y una cucharadita de vinagre de vino. No se preocupe: esta bolita no contiene más grasa que una aceituna negra. Como decía Enrique IV, París bien vale una misa, y una bonita ensalada de endivias con roquefort en su nieve turquesa, tan útil para quien sigue una dieta, bien vale una aceituna negra.

Pepinos calientes y fríos

En preparación caliente: pele, lave y corte los pepinos. Cuézalos unos 10 minutos en agua hirviendo con medio vaso de vinagre y un poco de sal. Escúrralos en un colador y sirva con una salsa blanca.

En ensalada: ponga a macerar los pepinos que habrá cortado previamente en rodajas y escúrralos durante una hora. Sirva con vinagreta y unas cuantas rodajas de cebolla.

Endivias a la brasa

Lave y cueza las endivias al vapor. Prepare un fondo de salsa con un cubito de cocido bajo en grasa disuelto en un poco de agua. En una sartén antiadherente, dore unas rodajas de cebolla en este fondo oscuro y rehogue las endivias perfectamente secadas con un paño. Sirva tibio con el jugo. Acompaña de maravilla la carne de ternera o el pavo.

Endivias gratinadas

Lave y cueza unas endivias al vapor. Écheles sal y escúrralas; a continuación, póngalas en una fuente de horno con una salsa blanca (*véase* salsa blanca). Bata un huevo con el que cubrirá las endivias alineadas. Meta en el horno y deje dorar.

Espárragos con salsa holandesa

Disponga unos buenos espárragos comprados firmes. Ráspelos procurando quitar todos los hilos. Cueza entre 20 y 25 minutos.

Prepare une salsa mayonesa de régimen. Monte a punto de nieve una clara de huevo e incorpórela a la mayonesa removiendo la mezcla. Cuando haya obtenido una mezcla homogénea, añada un chorrito de vinagre de frambuesa para que la salsa se vuelva líquida. Sirva los espárragos tibios y cubiertos con la salsa.

Sopa milagrosa

Se trata de una sopa que va más allá del marco de la receta recomendada, y se basa en recientes trabajos de investigadores que han demostrado el efecto adelgazador a largo plazo que tiene la sopa con tropezones. Para más información sobre esos trabajos y el modo de acción muy peculiar de este tipo de sopa sobre el control del peso, remito los lectores a la lectura de mi *Dictionnaire de diététique et de nutrition.*

¿Qué es lo que contiene esta sopa? Se prepara con los siguientes ingredientes: 4 dientes de ajo, 6 cebollas gordas, 1 o 2 latas de tomate pelado, una cabeza gorda de col, 6 zanahorias, 2 pimientos verdes, 1 apio, 3 litros de agua, 3 cubitos de caldo de buey bajo en grasa y 3 cubitos de caldo de pollo bajo en grasa.

Pele y después corte esas verduras en pedazos entre pequeños y medianos. Échelos en una olla y cubra con agua. Deje hervir unos 10 minutos; después, baje el fuego y deje cocer hasta que las verduras estén tiernas.

Esta sopa es sumamente saciante y la presencia de los pedazos sin triturar inmersos en el caldo explica las razones de su efecto de adelgazamiento. La mezcla en un mismo plato de elementos sólidos y líquidos resulta en velocidades desiguales de travesía del tubo digestivo.

Los pedazos sólidos, que se quedan en el estómago hasta su completa desintegración, acaban distendiéndolo, generando una saciedad de tipo mecánico. El caldo líquido atraviesa mucho más rápidamente el estómago y llega al intestino delgado, donde sus elementos nutritivos estimulan los receptores de pared, generando una saciedad química. Saciedad mecánica por distensión del estómago y saciedad metabólica del intestino delgado aúnan sus efectos para disminuir, notablemente y de forma duradera, el hambre.

Esta sopa se recomienda especialmente para quienes vuelvan a casa a última hora de la tarde, hambrientos después de una comida insuficiente o de haberse quedado sin comer, y no puedan evitar picotear «alimentos tramposos», tan gratificantes como ricos y nocivos para el régimen. Un plato caliente de esta sopa permite acabar con muchos tormentos y esperar con toda tranquilidad la cena.

Sopa de calabaza

Coja un cuarto de calabaza, pélela y córtela en pedazos grandes.

Meta esos pedazos en una olla a presión, cubra con agua y añada un cubito de caldo de cocido bajo en grasa. Deje cocerse entre 20 y 30 minutos. Al final de la cocción, añada sal y pimienta e incorpore 100 g de requesón desnatado. Triture superficialmente para gozar del placer de sentir fundirse en la boca los últimos restos sólidos de la calabaza.

Sopa untuosa de calabacines

Pele, lave y corte en pedazos grandes cuatro buenos calabacines, una cebolla grande, una zanahoria y un nabo. Ponga esos pedazos en una olla a presión con un cubito de caldo de cocido bajo en grasa y cubra con agua. Deje cocerse entre 20 y 30 minutos y pase por la trituradora el tiempo suficiente como para obtener una mezcla homogénea, tierna y untuosa. Se consume muy caliente.

Ensalada de los reyes de los mares (salmón ahumado, gambas, cangrejo, surimi, pulpo, abadejo, huevos de salmón y de lumpo)

Prepare una buena lechuga cortada en trozos y añada sucesivamente tiras de salmón ahumado, un puñado de gambas peladas, migajas de cangrejo, dos bastoncitos de surimi desmenuzados, trozos de pulpo y tiras de abadejo ahumado. Salpimiente, aliñe con una vinagreta light y decore con una mezcla de huevos rosas de salmón y negros de lumpo.

Ensalada variada

Disponga una buena lechuga troceada que mezclará con dos buenos tomates cortados a trozos; añada sucesivamente un huevo duro a cuartos, una pechuga de pollo desmenuzada, una loncha de jamón sin grasa ni corteza picada. Rocíelo todo con una vinagreta de régimen.

Recetas de verduras + carnes

Ternera con endivias

En el fondo de una olla, coloque un lecho de cebollas y añádale un cubito de caldo de pollo disuelto en un poco de agua; deje dorar a fuego lento. Sobre ese lecho jugoso, coloque un filete, una chuleta o cualquier otra pieza magra de ternera, y déjela dorar. Añada unas endivias que habrá escaldado previamente a fuego fuerte. Eche sal y pimienta y deje cocer a fuego lento durante una hora larga. Sirva caliente y guarde las sobras en el congelador para comerlas luego, frías con mostaza, o recalentadas.

Pollo con champiñones

Proceda como en la receta anterior pero con trozos de pollo y un hígado de pollo. Después de la cocción, chafe el hígado con un tenedor en lo que quede del jugo de la cocción.

Filete de ternera con champiñones

Prepare un lecho de champiñones cortados a láminas y añada un cubito de caldo de pollo disuelto en un poco de agua; deje dorar a fuego lento. Sobre ese lecho jugoso, coloque una pieza magra de ternera, y déjela dorar 1/4 de hora en la sartén tapada. Cuando los champiñones hayan soltado todo su jugo, reduzca el exceso de salsa dejando que hierva unos instantes a fuego fuerte sin tapar.

Conejo con cebollas y tomates

En el fondo de una olla, prepare un lecho de cebollas y añada un cubito de caldo de pollo disuelto en un poco de agua; deje dorar a fuego lento. Coloque unos trozos de conejo en este jugo. Añada tomates cortados a cuartos, una punta de ajo, salpimiente y deje cocerse en el jugo de las cebollas y de los tomates. Al servir, añada perejil picado.

Col rellena

Escalde unos instantes una col grande en agua hirviendo, y escúrrala. Quite los tronquitos y cree en el interior de la col una cavidad en la que pondrá después el relleno.

Prepare un relleno con 300 g de buey picado, cebollas, perejil, sal y pimienta. Rehogue el relleno en una sartén antiadherente añadiendo dos o tres cucharadas de salsa de tomate. Incorpore el relleno en la col y ciérrela bien con hilo de cocina. Ponga la col atada a asar en el fondo de una olla, dándole vueltas regularmente; después, deje cocerse a fuego lento sin tapar.

Pollo Marengo

En una sartén antiadherente, prepare un lecho de cebollas y añádale un cubito de caldo de pollo disuelto en un poco de agua; deje que dore a fuego lento. Incorpore unos tomates cortados en rodajas, tomillo, pimienta y sal.

Coloque los trozos de pollo sobre esta alfombra tierna y perfumada; cubra y cueza con medio vaso de agua. Media hora antes del final de la cocción, añada unos champiñones debidamente lavados y cortados en láminas. Reduzca el exceso de salsa dejando que hierva unos instantes a fuego fuerte sin tapar.

Endivias con jamón

Lave unas endivias y póngalas a cocer al vapor. Una vez cocidas, envuelva cada endivia en una loncha de jamón sin grasa ni corteza.

Prepare una salsa bechamel de régimen (*véase* salsa bechamel) con leche desnatada, fécula de maíz, un cubito de caldo de cocido, etc. Disponga las endivias en hileras apretadas en una fuente para gratinar en Pirex. Cubra este lecho de endivias con salsa bechamel de modo que se deslice en los intersticios. Meta en el horno caliente para que se dore y gratine.

Una semana de menús para la fase de ataque con proteínas puras

Desayuno

Para toda la semana:

Café o té con aspartamo

+ a elegir: 1 o 2 yogures desnatados o 200 g de queso blanco desnatado

+ a elegir: 1 loncha de pavo, pollo o jamón sin grasa o 1 huevo pasado por agua o 1 flan o 1 torta de salvado de avena

A media mañana en caso de necesitarlo:

1 yogur o 100 g de queso blanco desnatado

Para merendar si es necesario:

1 yogur o 1 loncha de pavo o las dos cosas

Lunes

Comida

Huevos duros con mayonesa

Bistec a la tártara

2 yogures o 200 g de queso blanco desnatado

Cena

Puñado de gambas con mayonesa

Suflé de pollo

1 flan o 1 yogur

Martes

Comida

Ensalada de buey con vinagreta

Salmón crudo a la japonesa

2 yogures o 200 g de queso blanco desnatado

Cena

Cangrejo relleno

Estofado de ternera a la antigua

1 flan o 1 yogur

Miércoles

Comida

Un plato de surimi
Muslo de pollo
1 flan o 1 torta de salvado de avena

Cena

Hígados de pollo salteados
Conejo con mostaza
Islas flotantes o 200 g de requesón

Jueves

Comida

1 rodaja de salmón ahumado
Chuleta de ternera a la sartén
Crema de café o 200 g de requesón

Cena

Salmón marinado
Mejillones con hierbas
1 flan o 1 yogur

Viernes

Comida

4 lonchas de cecina
Medio gallito asado
2 yogures o 200 g de requesón

Cena

Huevo con jamón en gelatina
Buey de mar con mayonesa
Islas flotantes o 200 g de queso blanco desnatado

Sábado

Comida

Huevos rellenos con gambas
Rodaja de pez espada a la plancha
1 flan o 1 torta de salvado de avena

Cena

Salmón marinado
Lengua de buey con salsa verde
Crema de café o 200 g de queso blanco desnatado

Domingo

Comida

Cangrejo relleno
Estofado de ternera a la antigua
Islas flotantes

Cena

Ensalada de buey con vinagreta
Salmón asado a la sal
Crema de café o 1 flan

Una semana de menús de proteínas alternadas en proteínas puras + verduras

Lunes

Comida

Huevos rellenos con gambas
Rodaja de pez espada a la plancha
1 flan o 1 torta de salvado de avena

Cena

Salmón marinado
Lengua de buey con salsa verde
Crema de café o 200 g de queso blanco desnatado

Martes

Comida

Ensalada de endivias con gambas y surimi
Hígado de ternera con espinacas
2 yogures o 200 g de queso blanco desnatado

Cena

1 rodaja de salmón ahumado
Tomates rellenos
1 flan o 1 yogur

Miércoles

Comida

Huevo con jamón en gelatina
Ensalada de hígado de pollo
1 flan o 1 torta de salvado de avena

Cena

Tomates con requesón y albahaca
Dorada real con puré de zanahorias
Islas flotantes o 200 g de queso blanco desnatado

Jueves

Comida

Ensalada de atún al natural
Huevos revueltos con gambas
Crema de café o 200 g de queso blanco desnatado

Cena

Sopa de calabacín y zanahoria
Pollo con estragón y champiñones salteados
1 yogur o 1 flan

Viernes

Comida

4 lonchas de cecina

Endivias con jamón y bechamel

2 yogures o 200 g de queso blanco desnatado

Cena

Ensalada de espinacas y champiñones

Salmón con espinacas

Islas flotantes o 2 yogures

Sábado

Comida

Loncha de terrina de pollo

Ensalada de los reyes de los mares

1 flan o 1 torta de salvado de avena

Cena

Cangrejo relleno

Pez espada a la plancha con hinojo al vapor

Crema de café o 200 g de queso blanco desnatado

Domingo

Comida

Ensalada de buey con vinagreta

Col rellena

Islas flotantes

Cena

Tomates con requesón y albahaca

Terrina de rape

Crema de café o 1 flan

Para toda esta semana, desayunos y tentempiés de media mañana o de merienda idénticos a los de la semana anterior.

La obesidad grave

El plan que he presentado aquí se dirige a todas las personas que ven su vida perturbada por un exceso de peso que se les resiste, una población heterogénea que agrupa casos muy distintos, aunque se puedan clasificar, en líneas generales, en tres grandes categorías de sobrepeso de importancia diversa.

Desde el simple exceso de peso a la obesidad grave

Las obesidades accidentales

Se trata de personas que no padecen propensión alguna a la obesidad, que siempre han tenido un peso normal y estable hasta que, por una razón precisa y perfectamente identificable, empezaron a engordar. Esos sobrepesos accidentales se relacionan con una disminución brusca de la actividad física.

Es el caso de la mujer que acaba de salir de un embarazo, habitualmente el primero, en el que la euforia muy comprensible del momento, combinada con la reducción de la actividad, producen un aumento de peso inhabitual. El caso se da aún más en embarazos difíciles que implican un reposo prolongado en la cama o, peor aún, en embarazos asistidos con hormonas (fecundación in vitro y tratamiento de la esterilidad).

Pero también es el caso de los accidentados que se encuentran inmovilizados y comen aún más por el aburrimiento.

También pueden entrar en esta categoría las personas que padecen reumatismos y los asmáticos tratados con cortisona, cuyos efectos sobre el sobrepeso son conocidos.

Las obesidades por predisposición

En este caso, se trata de hombres y mujeres con una propensión particular al almacenamiento y al incremento de peso. Sea una «marca de nacimiento» o una tendencia adquirida como resultado de una mala alimentación durante la primera infancia, las consecuencias son las mismas: estas personas son propensas a engordar y siempre aprovecharán en exceso su alimentación. Sin embargo, esa tendencia varía mucho según los individuos.

La mayoría de las veces, en un 90 % de los casos, la predisposición es moderada y el aprovechamiento alimenticio, aunque excesivo, sigue siendo controlable.

En esta categoría, algunas personas con voluntad y motivación suficientes logran, con grandes esfuerzos, gracias a una vida activa y una alimentación escogida, frenar e incluso dominar su incremento de peso. A éstas, mi plan les aportará una seguridad duradera, y les ahorrará para siempre una legítima aprensión. Pero también, y sobre todo, les ayudará a atravesar los períodos críticos e inevitables de la vida en los que la buena voluntad ya no resultaría suficiente.

Otros, aquejados de una predisposición de intensidad comparable, y llevando una vida sedentaria o incapaces de cualquier control alimenticio, no resisten a la lenta pero regular progresión de su peso.

Mi plan tiene en estas personas su mejor medida. Aunque presenten un elevado aprovechamiento alimenticio, la combinación del jueves de proteínas y del consumo regular de salvado de avena neutraliza completamente esta desventaja, y su falta de voluntad o su carencia de organización alimenticia encuentran, con este día que raya en el heroísmo, la oportunidad perfecta para administrarse, al menor coste, una especie de redención semanal.

La obesidad grave

Se trata de la predisposición mayor de tipo familiar, que implica considerables aumentos de peso que deforman el cuerpo; frecuente en Estados Unidos, esta obesidad es relativamente poco común en Europa, y menos aún en Francia.

En esos obesos, el aprovechamiento alimenticio alcanza niveles que dejan estupefactos a los familiares e incluso a los médicos.

Todos los nutricionistas tienen entre su clientela algunos casos tan extremos que parecen aprovechar hasta el aire ambiente y desafiar las leyes más elementales de la física.

He conocido pacientes que se pesaban por la noche al acostarse y, al despertarse antes de orinar, habían encontrado la forma de engordar unos centenares de gramos. Estos casos existen y desarman a los médicos responsables, pero afortunadamente son pocos.

La mayoría de las veces, esas predisposiciones muy fuertes producen obesidades mórbidas. En esa categoría de obesos constitucionales encontramos a las personas que ya han probado la mayoría de los regímenes, adelgazando casi en cada uno de ellos, pero recuperando cada vez el peso perdido.

Para ellas, la cuarta fase del plan es una buena base de estabilización, aunque pueda resultar insuficiente para los casos más complicados.

Por esta razón, en el capítulo que les está dedicado, les propondré una serie de medidas complementarias destinadas a consolidar su estabilización.

Pero, por fidelidad a mi principio inicial, no recurriré a medidas sacadas del registro de las restricciones alimenticias. Lo que dije al principio de este libro sigue siendo válido, y hasta para los extractores de calorías más dotados, la alimentación de estabilización después de un régimen bien llevado debe ser espontánea seis días a la semana.

Las tres medidas descritas a continuación se destinan, por supuesto, a personas con una tendencia extrema a la obesidad y que presentan una obesidad severa, rebelde y deformante. Pero quien puede lo más, puede lo menos, por lo que estas tres medidas tendrán muchas posibilidades de interesar y ayudar a personas que, aun sin ser obesas, ya tienen un «pasado ponderal» y están buscando eficiencia.

Un factor previo determinante: el punto 29

Hoy sabemos que nacemos con un número determinado genéticamente de adipocitos, las famosas células amarillas que se encargan de fabricar y almacenar la grasa. En condiciones normales, el número de estas células es fijo y no varía. Es interesante saber que, si bien ese número es fijo para cada persona, varía según los individuos, y los que más tienen engordan, por esta razón, con más facilidad. Del mismo modo, la mujer dispone genéticamente de un número mayor de adipocitos que el hombre, porque la grasa en ella cumple una función más importante, tanto para la expresión de su feminidad como para la maternidad. Una mujer que no dispone de un 10 % de reservas de grasa ya no tiene ovulación, para no iniciar un embarazo que no podría llevar bien por falta de recursos energéticos.

Dicho esto, una vez determinado el número de estos adipocitos al nacer, se mantiene más o menos fijo en el curso de una vida..., salvo en ciertos momentos clave en los que nos fijaremos ahora.

Cuando una mujer —o un hombre— come demasiado o mal y engorda, sus adipocitos se hinchan.

Si sigue engordando, sus adipocitos también siguen absorbiendo grasas y distendiéndose progresivamente.

Si continúa el incremento de peso, los adipocitos se hipertrofian y alcanzan el límite de su elasticidad. En este momento crítico, cualquier nuevo aumento de peso desencadena un acontecimiento nuevo y excepcional que trastorna el futuro y el pronóstico del sobrepeso. Al no poder contener más, el adipocito SE DIVIDE en dos adipocitos hijos. Esta simple división multiplica bruscamente por dos la capacidad de fabricar y almacenar grasa.

A partir de este momento, la tendencia a engordar se agrava: en adelante, será lisa y llanamente más fácil engordar y más difícil adelgazar.

Porque, si intentamos adelgazar, siempre podremos reducir el tamaño de los adipocitos, pero nunca lograremos que dos células hijas vuelvan a convertirse en una célula madre.

Eso lo saben los nutricionistas, pero no el público en general, y resulta fundamental darlo a conocer.

Sin embargo, el conocimiento y la difusión de estos hechos se destinan a las personas con un sobrepeso moderado. Es preciso evitar que superen este punto sin retorno a partir del cual el combate resulta más difícil en un entorno ya más difícil de por sí. En el momento en que se dividen los adipocitos, el sobrepeso básico de comportamiento se convierte en sobrepeso metabólico, con la seguridad de que nada volverá a ser tan fácil como antes. No escribo esto para que los obesos se preocupen o culpabilicen, pues ya saben que adelgazan con menos facilidad y de forma menos duradera que antes. Les puedo asegurar que, conociendo sus límites, mi método les proporciona recursos adecuados a su resistencia.

Dicho esto, para las personas que no llegan a ese nivel de peligro y a las que estos hechos conciernen, es importante localizar de manera sencilla y concreta el momento en la historia de su peso en el que se sitúa el riesgo de división..., para evitar alcanzarlo.

Para ello, he trabajado sobre los datos de decenas de miles de pacientes que he consultado en el transcurso de mi carrera de nutricionista. Al considerar un parámetro preciso, el período en el que se manifiesta una resistencia clara y brusca a los regímenes y a la pérdida de peso, he podido elaborar unas estadísticas que me han permitido localizar este momento en el paso del Índice de Masa Corporal (IMC) de 28 a un IMC de 29.

Antes de todo, hay que saber qué es el IMC y cómo se determina. Para calcularlo, hay que dividir el peso por la altura al cuadrado. Por ejemplo, usted pesa 70 kg y mide 1,60 m. El cuadrado de su altura es: 1,60 x 1,60, es decir, 2,56. Ahora, sólo tiene que dividir su peso en kilos, 70 kg, por este cuadrado de la altura para obtener su IMC. 70 dividido por 2,56 = 27,34. Puede ver como este IMC no llega aún a los 29, pero está cerca. Le bastarían 4 kg más para llegar a los 28,90, con sólo unos centenares de gramos de diferencia de este famoso punto 29. Lo esencial es hacer lo que sea para no alcanzarlo. Si no lo conoce aún, calcule su IMC; es muy fácil. A partir de ello, vigile su evolución. Y cuando se acerque a un IMC de 27, tenga cuidado de no dejarse llevar más lejos: sus adipocitos ya estarán muy llenos. Y si alcanza la orilla del punto 28, ¡reaccione! Sus adipocitos habrán llegado a saturación y estarán amenazando con dividirse en cualquier momento, por lo que le sería más difícil gestionar y controlar su peso.

Ahora está informado y avisado. Le pido que transmita este mensaje a sus hijos y amigos, y espero que la difusión de este libro ayude a dar a conocer esta valiosa información.

Medidas de refuerzo excepcionales

Primera medida excepcional: utilización del frío en el control del peso

A lo largo del plan que acabo de exponerle, hemos combatido su problema de peso mediante el régimen y el salvado de avena, que genera una pérdida calórica intestinal.

Después, he abierto otro frente, el de los gastos calóricos, mediante la actividad física, dando la prioridad al caminar, actividad humana por excelencia.

Ahora, siempre con este mismo objetivo de incrementar los gastos del cuerpo, abriré un último frente; se trata de otra manera inédita de quemar calorías, de un recurso extremadamente original y poco conocido, y que me parece muy relevante: el incremento de los gastos de calentamiento del cuerpo.

Fijémonos en el caso de un hombre de 70 kg y 1,70 m, que ejerce una profesión semiactiva. Este hombre, en unas condiciones corrientes de vida, consume y gasta cada día una media de unas 2.400 calorías.

Para concretar, intentaremos saber cómo y en qué ámbitos quema estas calorías.

- 300 calorías garantizan cada día el funcionamiento obligado de los órganos y de las funciones vitales (actividad de la bomba cardiaca, del cerebro, del hígado, de los riñones, etc.) Estos gastos son, pues, muy limitados, lo que demuestra la estrecha adaptación de nuestros órganos a la supervivencia. Por lo tanto, no podremos obligar al organismo a gastar más en este ámbito.
- 700 calorías sirven para garantizar nuestra vida relacional, es decir, la actividad motriz y el ejercicio físico. Tenemos, sin duda, recursos para aumentar estos gastos. Durante mucho tiempo, he contribuido al error colectivo que consistía en recomendar incrementar la actividad física sin más, lo que permitía a todos los especialistas, entre los que me encontraba, tener buena conciencia, pero no servía de nada. Entretanto, en mi guerra diaria contra el sobrepeso, he entendido el papel esencial que tiene esta actividad física en la pérdida de peso, y más aún en la estabilización a largo plazo. Por este motivo, he incorporado el caminar en el núcleo y el fundamento de mi método. Ya no «recomiendo» caminar, sino que lo «prescribo con receta» con la misma

solemnidad y la misma convicción que usaría para una medicina. Y diferencio el andar de todos los otros gastos físicos, porque es una actividad fundadora de lo humano, inscrita en nuestros genes.

- 1.400 calorías, es decir, la partida principal, se dedican a los gastos metabólicos, y más de la mitad sirve para mantener la temperatura central del cuerpo alrededor de los 37 °C, temperatura indispensable para la supervivencia. Es en este ámbito donde tenemos la posibilidad y, por lo tanto, la intención de incrementar los gastos.

Para ello, tenemos simplemente que hacernos a la idea que el frío puede convertirse en amigo y aliado del obeso. Desde los últimos combates de la guerra para dominar el fuego, el hombre ha ganado definitivamente la partida al frío, y ha eximido a su cuerpo de esta tarea mediante un sinfín de protecciones exteriores (calor, ropa), hasta el punto de abusar a menudo de ellas hoy en día. Esa completa inadaptación al frío hace que su cuerpo se vea obligado, cuando no puede eludirlo, a realizar una gestión sumamente costosa de la conservación de su temperatura interna. Es posible explotar esa adaptación deficiente al frío y ese derroche energético para facilitar la estabilización de los obesos graves. La observación demuestra que el occidental corriente se protege demasiado del frío, y el obeso, envuelto en su grasa aislante, aún mucho más que cualquier otro.

La técnica que voy a proponer al obeso grave tiene como objetivo contrarrestar la facilidad con la que almacena calorías, incrementando sus gastos de calentamiento.

Se trata de una serie de medidas sencillas, muy eficaces sin ser fastidiosas ni alimenticias, destinadas a enseñarle cómo usar el frío para tener más garantías de estabilización.

Ante todo, hay que saber que, para no morirse, un organismo humano debe mantener la temperatura de su cuerpo por encima de los 35 °C. Ya no se trata de una recomendación, sino de una urgencia prioritaria vital absoluta.

Cuando ingiere un alimento muy caliente, absorbe sus nutrientes y calorías, pero sin saberlo absorbe también el calor que contiene, y este calor es un suplemento calórico que favorece la conservación de la temperatura del cuerpo alrededor de los 37 °C indispensables. *Por lo tanto, un bistec caliente contiene más calorías que un bistec frío.* Porque, desde su absorción y durante un rato, el organismo deja de quemar sus propias calorías para utilizar el calor físico contenido en dicho alimento.

En cambio, al ingerir un alimento frío, el organismo no puede dejarlo pasar a la sangre sin haberlo llevado previamente a la temperatura interior del cuerpo. Esta operación es muy costosa en calorías y frena, además, la digestión y la asimilación, evitando, consecuentemente, que el hambre vuelva a aparecer demasiado pronto.

Por supuesto, no le aconsejo aquí comer frío de manera sistemática, pero cada vez que le sea posible elegir entre un plato frío y otro caliente, decídase por el frío.

Tomar bebidas frías

No resulta siempre fácil ni agradable comer frío. En cambio tomar bebidas frías es sólo cuestión de costumbre, y esa costumbre ya ha sido adoptada por una amplia mayoría de los consumidores.

Para una obesidad mórbida, ese proceder sencillo y a menudo agradable puede resultar muy rentable. De hecho, cuando una persona ingiere dos litros de agua que sale de la nevera a unos 4 °C, tarde o temprano eliminará esta agua en forma de orina a unos 37 °C. Para subir la temperatura de esos dos litros de agua unos 33 °C, su organismo tendrá que quemar 60 calorías. Si se convierte en costumbre, esa operación repetida durante un año le permitiría quemar sin esfuerzo alguno cerca de 22.000 calorías, es decir, un poco más de 2,5 kg al año, lo que representa una ganga para todos los obesos graves cuya estabilización pende a menudo de un hilo.

Al revés, una taza de té muy caliente ingerida procurando utilizar un sucedáneo de azúcar, para tener buena conciencia, no aporta ninguna caloría alimenticia, pero sí proporciona una cantidad de calor integrado que suma calorías solapadas, lo que pocos consumidores sospechan.

Chupar cubitos de hielo

El efecto buscado resulta todavía más intenso con cubitos de hielo conservados a una temperatura negativa (–10 °C). Con este principio, pido a mis pacientes que preparen cubitos edulcorados con aspartamo y aromatizados con vainilla o menta, y chupen, en temporada favorable, cinco o seis al día, lo que les permite quemar cerca de 60 calorías al día sin malgastar esfuerzos.

Adelgazar lavándose

Pruebe el experimento sencillo que consiste en entrar en la ducha con un termómetro en la mano. Deje correr el agua llevándola progresivamente a una temperatura de 25 °C. ¿Con qué se podría comparar un agua a esta temperatura? Con un baño de mar considerado agradable en verano.

Al quedarse durante dos minutos bajo esta agua obliga al organismo a gastar cerca de 100 calorías sólo para contrarrestar el enfriamiento del cuerpo, es decir, el equivalente calórico de andar unos 3 km.

Esas duchas refrescantes producen su mejor efecto cuando se aplican sobre zonas del cuerpo más irrigadas con sangre caliente: las axilas, la ingle, el cuello y el pecho, donde la sangre circula por grandes arterias calientes y superficiales, lo que permite una mayor pérdida de calor.

Evite mojarse el pelo, lo que resulta demasiado molesto a la larga, y la espalda, tan inútil como desagradable.

Los más frioleros conservarán el beneficio de esta medida de pérdida calórica aplicando esta ducha a las partes menos sensibles del cuerpo: muslos, piernas y pies.

Evitar las atmósferas demasiado calientes

El obeso debe saber que una temperatura de 25 °C en invierno en un piso es una temperatura ambiente que acentúa su predisposición a engordar.

Para él, como para cualquier candidato a adelgazar, rebajar esta temperatura unos 3 °C, desde los 25 hasta los 22 °C, obliga al cuerpo a una combustión de 100 calorías más al día, el equivalente de 20 minutos al día de correr.

Aceptar cubrirse menos

Esta medida coincide con la anterior, pero es posible combinar sus dos efectos.

Cuando llega el invierno, e incluso a veces desde el otoño, a menudo más por costumbre que por necesidad, saca del armario sus colecciones de jerséis y ropa interior. Por la noche, muchos apilan mantas, menos por una real necesidad de calor que por el placer de sentirse cómodamente envueltos. Renuncie a una de estas tres protecciones, la que quiera: la prenda interior de nylon, el jersey o la manta suplementaria. Sólo con esta medida podrá deshacerse de 100 calorías diarias más.

Además, la persona propensa a la obesidad debe saber que no se le recomienda llevar ropa demasiado ajustada. Un cuerpo vestido siempre transpira ligeramente, y esa evaporación que refresca y rebaja la temperatura del cuerpo tiene que favorecerse con el uso de las prendas más holgadas posible.

En conclusión

A la hora de hacer el balance energético, basta sumar estos gastos a fin de entender la importancia del uso del frío para facilitar las estabilizaciones difíciles.

Beber 2 litros de agua a 10 °C exige del organismo, para no enfriarse		60 calorías
Chupar 6 cubitos acidulados		60 calorías
Una ducha de 2 minutos a 25 °C		100 calorías
Rebajar la temperatura ambiente habitual en 3 °C		100 calorías
Renunciar a una prenda interior, un jersey o una manta		100 calorías
	Total	420 calorías

La lectura de esta tabla demuestra clara y sencillamente la eficacia de estas medidas.

El lector que lo ponga en duda debe entender que me estoy refiriendo aquí a una realidad fisiológica, a fin de cuentas muy lógica. ¿Cómo poner en duda que mantener el cuerpo a una temperatura constante tan elevada como lo son 37 °C tiene un coste calórico, que varía con la temperatura ambiente y el contacto con el frío? Cualquiera sabe, por experiencia, cómo se disparan los gastos de calefacción cuando las puertas y ventanas están mal aisladas en una casa. Ahora bien, nuestro cuerpo funciona según el mismo principio que nos permite utilizar ese derroche energético para enmendar el temperamento ahorrador en exceso del obeso.

En conclusión, si el refrescamiento no es un arma suficiente para garantizar que un obeso adelgace, puede ser muy útil en el contexto de una estabilización difícil, en la que unos detalles pueden a veces bastar para invertir la tendencia. Esas calorías regulares, aunque modestas, ganadas mediante el frío pueden representar un complemento que favorezca el éxito.

Finalmente, hay un argumento muchísimo más decisivo que todos los demás, que consiste en poner a prueba esa técnica en la práctica. Quienes son lo suficientemente lúcidos para valorar la importancia y la resistencia de su obesidad, y aplican muy estrictamente mi plan de estabilización definitiva, viendo cómo, a pesar de todo, la aguja de la báscula sigue vacilando a la hora de marcar su número favorito, deben probar sin dudarlo los efectos del refrescamiento durante unas semanas. Tras este breve experimento, no necesitarán a nadie para decidirse.

Esta técnica no resulta imprescindible para los que no tengan tanta predisposición. Sin embargo, pueden utilizarla de manera más puntual, en períodos de especial riesgo (vacaciones, Navidad, etc.), o elegir un elemento o dos del programa que les parezcan menos molestos.

Para zanjar el tema, añadiré que enfrentarse al frío puede ser un ejercicio muy útil para todos aquellos que se sienten débiles en algunos sectores de su vida psíquica y tienen ganas de fortificar su voluntad en otros campos donde tengan más armas. Afirmarse frente al frío puede ayudar a superar cierta debilidad en el ámbito de la alimentación.

Para cerrar este capítulo, les diré que el calor y la comodidad son emolientes, mientras que el frío dinamiza, instiga al esfuerzo muscular e intelectual y fortalece el funcionamiento de la tiroides. He conocido a muchas personas tristes que se pusieron a cantar bajo unas duchas algo más frescas.

Segunda medida excepcional: práctica de la actividad física utilitaria

La mayoría de los teóricos del adelgazamiento preconizan, para perder peso, comer cantidades muy reducidas y aumentar conjuntamente los gastos relacionados con el ejercicio físico. Aunque parezcan lógicas y razonables, estas recomendaciones no se confirman en la práctica. Según la asociación norteamericana de los profesionales especialistas de la obesidad, el 12 % de los candidatos a adelgazar que siguen un régimen pierde efectivamente peso, y sólo un 2 % consigue estabilizarlo.

No haga nunca deporte durante las fases de adelgazamiento intenso

En período de régimen de ataque y mientras prosiga un adelgazamiento acelerado, no aconsejo practicar ningún tipo de deporte o actividad intensa a mis pacientes afectados por una obesidad grave. En cambio, les pido que CAMINEN.

Por tres razones:

- La primera es que el esfuerzo de voluntad que impone un régimen de adelgazamiento eficaz ya es una prueba de por sí. Imponer un esfuerzo intenso añadido supondría el riesgo de echar por tierra todo el conjunto.
- La segunda razón es que el obeso, al adelgazar mucho, se fatiga; necesita descanso y un buen sueño reparador. Aparte de andar, sostener cualquier esfuerzo físico puede incrementar su fatiga y embotar el filo de su determinación.
- La tercera es que el obeso, por definición, es demasiado pesado para su constitución, por lo que imponerle un ejercicio físico inhabitual es lisa y llanamente peligroso.

Además, al pedirle que practique una actividad deportiva, se menosprecia su aprensión a exhibir su cuerpo en público.

Tres actividades mínimas de refuerzo

Si bien la actividad física intensa se excluye en el curso del adelgazamiento, tiene un gran interés en la fase de estabilización, cuando el paciente ha dejado atrás su obesidad, tanto para contener la recuperación del peso como para fortalecer los músculos relajados y volver a tensar la piel excedente. No obstante, la experiencia demuestra que resulta muy difícil lograr que el obeso practique una actividad física regular, porque siente a menudo aversión por el movimiento y el esfuerzo, a pesar de la parte de responsabilidad que pueda tener a menudo esa aversión en la aparición de su exceso de peso.

Sin embargo, al gran obeso enflaquecido que tiene dificultades para asentar su estabilización definitiva, le pido que combine con su plan básico las tres siguientes consignas elementales, que todo el mundo puede aplicar, incluso los más refractarios a cualquier esfuerzo físico:

Renunciar al ascensor: ya he descrito esta medida en la fase de estabilización definitiva. Se dirigía a todos los candidatos a la estabilización. En este caso, sin embargo, me dirijo al obeso que ha logrado su objetivo pero sabe que su ecuación personal es más vulnerable que la de un simple sobrepeso. Este obeso victorioso debe integrarla absolutamente a su nueva vida. Puede tomarse su tiempo; puede detenerse en la subida para respirar; puede hacer lo que se le antoje entre el primer y el sexto piso, pero, sobre todo, debe marcarse como obligación llegar. Lo repito, todo obeso que ha adelgazado es un individuo más fuerte, infinitamente más, que una persona de peso normal, porque vivir permanentemente con 120 o 150 kg sobre las piernas es un ejercicio continuo, casi un deporte de por sí. Por lo tanto, cuando ha adelgazado, sigue poseyendo una masa muscular y una fuerza que tienen que comerse sin problemas esos pocos pisos que le receto.

En pie tanto como sea posible: en cualquier ocasión en la que no resulte indispensable estar sentado o tendido, recuerde mantenerse de pie. Para que sea realmente valiosa, la posición vertical debe repartir la carga del cuerpo sobre ambos pies. Debe evitar la postura que hace reposar el peso del cuerpo sobre un lado, con lo que la carga no recae sobre los músculos, sino sobre los ligamentos, que al tensarse de modo pasivo no queman ninguna caloría.

No descuide esta consigna aparentemente anodina, porque estar de pie produce la contracción estática de los mayores músculos del organismo: los glúteos, los cuádriceps y los isquiotibiales.

Mantenerse de pie, firmemente apoyado en ambos pies, es una actividad que, de volverse habitual, consume bastante energía como para no descuidarla.

El caminar utilitario: es una buena oportunidad para volver una vez más al tema del andar. Ya conoce el papel destacado que cumple en la ecuación de la lucha contra el sobrepeso. Sabe que receto una dosis de 20 minutos al día durante la fase de ataque, 30 minutos en la fase de crucero, con unas puntas de 60 minutos durante cuatro días para «romper» un rellano de estancamiento. Luego, vuelta a unos 25 minutos en consolidación para acabar con un mínimo de 20 minutos al día en fase de estabilización definitiva.

Pero esos 20 minutos no son suficientes para el obeso victorioso; además de ese andar por andar, debe añadir el inmenso aporte del caminar utilitario, el cual, por definición, no es una actividad gratuita. Volver a casa andando, hacer las compras o visitar a los vecinos caminando vuelve a dar sentido al cuerpo.

El obeso victorioso debe aprender de nuevo a utilizar su cuerpo, que consideraba, con razón, como una carga intransportable y un obstáculo para su libertad. Abandonar la obesidad no es ninguna elección mágica, sino una reeducación que se realiza en la cabeza y debe desearse; es un trabajo personal que acaba generando satisfacciones tan grandes que justifican ciertas concesiones. Un día de proteínas puras a la semana, tres cucharadas de salvado de avena, convivir con el frío, mantenerse de pie, caminar cuando es necesario y olvidarse de los ascensores representan, para un obeso grave en vías de estabilización, unas concesiones menores en relación al beneficio de recobrar la libertad, la dignidad y la normalidad.

Refuerzo psicológico de la estabilización: tres modificaciones del comportamiento alimenticio

Comer despacio y masticar por completo los alimentos

Existen actualmente razones científicas que permiten afirmar que comer con demasiada prisa engorda. Un estudio inglés ha observado y filmado a dos grupos de mujeres sin que éstas lo supieran, uno formado por obesas y el otro por mujeres de peso normal. Demostró que las mujeres de peso normal masticaban dos veces más que las obesas, por lo que lograban antes la saciedad y tenían unas necesidades reducidas en feculentos y azúcares en las horas posteriores a la comida.

Existen dos tipos de saciedad: el hartazgo mecánico mediante llenado del estómago, y la saciedad auténtica, que se produce cuando los alimentos llegan a la sangre y luego al cerebro, después de ser digeridos. Quien come muy deprisa sólo puede contar con la distensión de su estómago para colmar su avidez, lo que puede implicar cantidades descomunales y explica la somnolencia y la sensación de hinchazón frecuentes después de comer, síntomas de excesos.

En cambio, la persona que come con calma, masticando los alimentos, da tiempo a las calorías y los nutrientes para llegar hasta el cerebro y producir la saciedad. A media comida, empieza a fatigarse y renuncia al queso y al postre.

Sé que no se puede invertir por completo ese tipo de costumbre profundamente arraigada, como sé lo irritante que puede llegar a ser tener por comensal a una de esas tortugas de mesa para quien tiene un apetito de liebre.

Sin embargo, el gran obeso al que le cuesta estabilizarse no debe tomarse esta consigna a la ligera. Debe admitir que una medida tan sencilla puede serle de mucha ayuda. Debe saber también que la fuerza de voluntad necesaria para corregir esa velocidad de ingestión está mucho más al alcance de lo que parece. El esfuerzo voluntario de atención sólo dura unos días y se convierte de pronto en automatismo y, a la larga, en costumbre.

A modo de anécdota, citaré el caso de uno de mis pacientes, indio y antiguo obeso, que se curó y estabilizó gracias a un gurú de un ashram de la provincia de Nueva Delhi con la siguiente recomendación por único tratamiento: «En cada comida, aliméntese y mastique como acostumbra, pero a la hora de tragar, vuelva a llevar con un movimiento de la lengua el bocado en la parte delantera de la boca, y mastíquelo por segunda vez. Dentro de dos años, habrá recuperado un peso normal.»

Beber en abundancia al comer

Existe una prohibición, cuyo origen cuesta identificar pero que está muy arraigada en el inconsciente colectivo, de no beber mientras se come para quien quiera adelgazar.

Además de absurdo y sin fundamento, ese prejuicio es contrario a la verdad. Beber comiendo es beneficioso para el obeso, por tres motivos:

- Primero, el agua actúa como líquido de llenado y, al añadirse a los demás alimentos, distiende el estómago y proporciona una sensación de hartazgo y saciedad. Una esponja empapada ocupa más espacio que una esponja seca.
- Beber comiendo permite también interrumpir durante unos instantes la ingestión de alimentos sólidos. Esa pausa, combinada con un enjuague de las papilas, frena el curso de la comida, y da tiempo para que los mensajeros químicos de la saciedad se abran paso por la sangre y el cerebro para calmar el hambre.
- Por último, el agua, cuando está fría o incluso fresca, rebaja la temperatura global de los alimentos contenidos en el estómago, por lo que tendrán que calentarse para penetrar en la sangre. Eso representa una ganancia añadida de calorías y tiempo.

En la práctica, para que estas razones a favor de beber estén plenamente aprovechadas, se aconseja beber frío el equivalente de un vaso de cerveza antes de la comida, otro en varios sorbos a lo largo de la comida, y un último antes de levantarse de la mesa.

No servirse dos veces el mismo plato

En el transcurso del régimen de consolidación, período de transición entre la fase propiamente de adelgazamiento y la estabilización definitiva, la alimentación se abrió a cierto número de alimentos necesarios e integró dos comidas de gala con una recomendación anexa de sentido común: «no repetir nunca un plato».

Conviene que los obesos graves de estabilización incierta adopten esta regla que las personas de constitución delgada practican espontáneamente.

Sírvase abundantemente a sabiendas de que no repetirá; comerá con mejor apetito y aprenderá a tomarse su tiempo.

Cuando surja la tentación de acercar otra vez el plato, recuerde que está cruzando una frontera peligrosa. Vuelva a poner el plato en la mesa y piense en el siguiente.

En conclusión

Resulta muy sencillo beber comiendo, masticar más los alimentos centrándose en las sensaciones que proporcionan y no servirse nunca dos veces el mismo plato. Sencillo, sin duda, pero también eficaz, porque estas medidas intervienen en la mesa y en los mismos lugares donde reinan los comportamientos alimenticios de riesgo que tienen su parte de responsabilidad en la obesidad inicial. Cuando se aceptan, estas medidas permiten domeñar progresivamente las pulsiones desmedidas del obeso grave.

Combinadas con las otras medidas excepcionales de refuerzo

—el frío y el ejercicio utilitario—, estas dos medidas, dirigidas al obeso refractario hasta entonces a cualquier estabilización duradera, imponen una serie añadida de consignas poco fastidiosas, pero dotadas de una gran eficiencia práctica.

El obeso grave debe saber que nunca podrá esperar una estabilización duradera si no pone de su parte, de esa parte anclada, por el comportamiento y los hábitos, en la inestabilidad y el fracaso ineluctables.

Este conjunto de consignas en las que apoyarse se despliega como balizas a lo largo del camino hacia la estabilización. Confirman en todo momento la amplitud, el alcance y la permanencia de un reto considerable: llevar una vida agradable, comiendo definitivamente lo mismo que todo el mundo seis días a la semana.

Mi plan,
desde la infancia hasta la menopausia

El hilo conductor de mi plan es que tener y conservar un peso normal sin una metodología particular se ha convertido hoy en día en una tarea complicada.

En el momento en que escribo estas líneas, en las oficinas y los laboratorios de las mayores firmas de la industria agroalimentaria, genios de la mercadotecnia y profesores de psicología, expertos en las motivaciones profundas de los comportamientos humanos, trabajan en la sombra para elaborar líneas completas de productos de picoteo con formas, colores, argumentos y modos de difusión tan sofisticados que parece imposible no caer en la tentación.

Paralelamente, en otros recintos, investigadores y técnicos igual de expertos se empecinan en descubrir y promocionar procesos y productos, cuya innovación radica sobre todo en ahorrar movimientos a la máquina humana. De este modo, desde la aparición de la máquina de vapor hasta la comercialización del cepillo de dientes eléctrico, pasando por el automóvil, la electricidad, el teléfono, las lavadoras, los pañuelos y pañales de usar y tirar, y los mandos a distancia, todos los nuevos productos se presentan como innovaciones que nos dispensan o nos privan, según cómo se mire, de un sinfín de gestos utilitarios y de las calorías que permitían quemar.

Todo ello para decir que a cualquier ser humano que viva en una sociedad llamada de consumo, aparte de los últimos trabajadores manuales y de los deportistas profesionales, le resultará muy difícil regular su peso, mientras que es social y culturalmente incorrecto engordar, por motivos de prevención sanitaria, consignas culturales e imperativos de delgadez.

Elaboré este plan para contrarrestar esa deriva estructural de las sociedades modernas y proporcionar un programa que pueda adaptarse a todos los aspectos de esta nueva enfermedad de civilización.

Hasta ahora, lo he expuesto de forma general para facilitar la comprensión de su estructura, integrando únicamente parámetros de tiempo y de peso para perder.

Se trata ahora de ver cómo esta herramienta evolutiva puede adaptarse y utilizarse en función de las distintas edades y condiciones de la vida.

Mi plan adaptado a la infancia

La combinación de la inflación alimenticia y de la reducción del esfuerzo presiona con una intensidad especial al niño. En una sola generación han surgido la televisión, los juegos de consola e internet, que pegan a los niños a las pantallas, así como las muchas barras, golosinas, nubes, galletas y cremas de untar, cada cual con sus tentaciones gustativas y publicitarias irresistibles.

La epidemia de obesidad en Estados Unidos empezó en la década de 1960 con la población infantil. En la actualidad, los niños gordos de ayer se han convertido en los obesos de hoy, de los que Estados Unidos tiene la mayor proporción en el mundo.

Con sus modestos recursos, los pediatras franceses intentan oponerse a esta invasión cultural de una amplitud en todo comparable con la de las series policíacas norteamericanas. Comida rápida, pizzas, helados gigantes, refrescos, barras de chocolate, palomitas y cereales, combinados con la «inmovilización electrónica», hacen subir progresivamente el índice de la obesidad infantil en Francia.

En lo que se refiere al exceso de peso del niño, conviene diferenciar el enfoque preventivo que concierne a los niños de riesgo y con una tendencia a engordar muy precoz y familiar, del enfoque curativo que trata la obesidad infantil establecida.

En el ámbito singular del exceso de peso infantil, hay que tener siempre presente que el enfoque preventivo resulta mucho más interesante y rentable, porque, una vez esté gordo, un niño arrastrará toda la vida una dificultad para controlar su peso. Por lo tanto, siempre hay que intentar prevenir, con una actitud firme y concienciada, esa inflación del peso que obligará al adulto a mantener un combate interminable y frustrante.

El niño de riesgo

Se trata en general de un niño goloso y poco activo, con padres gordos o laxos, que muestra muy precozmente un gran apetito y tendencia a estar gordo.

Con esta edad, instaurar un régimen ni se plantea, y menos aún un régimen tan eficaz y estructurado como lo es mi plan. Pero algo se tiene que contestar a la madre que no sabe cómo atajar esa tendencia.

La respuesta es clara y sencilla. Consiste en:

—Evitar comprar y traer a casa todos los alimentos de sabor dulce, salvo aquellos edulcorados con aspartamo;

—Eliminar de una vez por todas las patatas chips y fritas, y los oleaginosos (cacahuetes, pistachos);

—Reducir a la mitad o a una tercera parte el uso de grasas (aceite, mantequilla, nata) en las salsas y recetas.

Con estas tres medidas elementales, pero muy eficaces a largo plazo, los mayores peligros se pueden evitar. Pero estas medidas no son negociables, porque lo que está en juego es la salud, tanto física como psíquica, posterior de esos niños. Una madre concienciada tendrá que evitar introducir en el hogar caramelos, golosinas, galletas, chocolates, cremas de untar y helados de todo tipo, y reservar estos alimentos para ocasiones festivas o recompensas. Máxime cuando existe actualmente un número cada vez mayor de productos de sustitución, alimentos light de todo tipo, mermeladas sin azúcar, chicles de régimen, lácteos con aromas, chocolates bajos en azúcar, flanes sin azúcar y bajos en grasa, helados de yogur, etc.

También tendrá que demostrar creatividad para reducir el contenido en grasa de las vinagretas, de la mantequilla que añada a la pasta y de las diversas salsas para acompañar las carnes, los pescados y las aves de corral (*véase* recetas y salsas recomendadas).

El niño obeso

Antes de los 10 años: frente a un principio de incremento de peso, hay que adoptar una estrategia suave con el objetivo de estabilizar este peso en el nivel alcanzado y permitir así que esta ligera gordura se funda durante el crecimiento en el futuro incremento de peso. Para ello, empiece por un período de tres meses en los que se aplicarán las tres medidas anteriores relativas al reequilibrio de la alimentación del niño en lo que a dulce y graso se refiere.

Si el peso sigue aumentando a pesar de estas primeras medidas, pase a la tercera fase de mi plan, llamada fase de consolidación, con sus dos comidas de gala pero sin realizar el jueves de proteínas puras, demasiado radical para esa edad.

Pasados los 10 años: frente a una obesidad establecida, ya es posible intentar disminuir tranquilamente este exceso. La ofensiva se iniciará del mismo modo que anteriormente, con una entrada en fase de consolidación con un día centinela de proteínas, pero CON verduras. El objetivo es entonces perder peso, pero sin correr el peligro de perjudicar o frustrar exageradamente al niño, sabiendo que el resto de su crecimiento futuro representa una gran ventaja que le permitirá estirar su sobrepeso creciendo.

Mi plan adaptado a la adolescencia

Antes, para el niño con unas condiciones corrientes de vida, la adolescencia era el período de menor peligro de sobrepeso; en este período de crecimiento y de actividad intensa, la amplitud de los gastos energéticos suele neutralizar cualquier incremento de peso. La situación es distinta para la adolescente, que pasa por un período de inestabilidad hormonal, manifestado en desarreglos menstruales y un incremento de peso con una fuerte influencia hormonal y localizada en las formas más femeninas del cuerpo, como los muslos, las caderas o las rodillas. Esa travesía agitada se acompaña de una hipersensibilidad emocional y de una fuerte demanda de delgadez que reina sin matices en esas franjas de edad.

La adolescente de riesgo

- En caso de simple tendencia a engordar en un contexto de desarreglos menstruales con síndrome premenstrual acentuado, conviene consultar a su médico para valorar el nivel de madurez ósea y lo que se puede esperar del crecimiento en curso.
- Si el crecimiento no ha terminado, mi régimen de consolidación es lo más apropiado para la situación, y resulta habitualmente suficiente para contener esta tendencia moderada, siempre que se practique de modo integral, incluyendo el jueves de proteínas puras.
- Cuando el crecimiento se ha acabado o cuando la tendencia a engordar no se controla lo suficiente con el régimen anterior, pase a la segunda fase de mi plan, la fase de crucero, pero adap-

tándola a la condición vulnerable de la adolescente. Mientras que para el adulto dicha fase está formada por la alternancia de proteínas puras y de proteínas + verduras, para la adolescente se desarrollará recurriendo únicamente a las proteínas + verduras de forma continua, sin alternancia.

- Si se agrava el aumento de peso, y sólo a partir de los 17 años, pase a la fase de crucero integral, como para un adulto, aplicando un ritmo de alternancia 1/1, es decir, un día de proteínas puras seguido de un día de proteínas + verduras, hasta obtener el Peso Justo, teniendo en cuenta la edad de la adolescente, pero en ningún caso un peso elegido por ella bajo el concepto de «peso ideal». Este último es poco realista o se requiere demasiado tiempo para alcanzarlo, e implica el riesgo de que el organismo se vuelva ahorrador en exceso y de encerrar a la adolescente en una alimentación demasiado restrictiva.

La adolescente obesa

A partir de los 16 años, en caso de obesidad declarada, en un contexto de reglas regulares y siempre que no existan trastornos del comportamiento alimenticio de tipo bulímico o compulsivo grave, es recomendable utilizar mi plan, aplicando su curso normal. Empiece por una fase de ataque de entre 3 y 5 días, y pase a la fase de crucero con una alternancia de 1 día de proteínas puras, seguido por otro de proteínas + verduras.

En la adolescente, resulta fundamental consolidar el peso obtenido con el régimen de consolidación y, a continuación, entrar en el régimen de estabilización definitiva con el jueves de proteínas puras, la firme renuncia a los ascensores y las cucharadas de salvado de avena, con una duración que se prolongará en proporción a la importancia de la pérdida de peso y a la existencia o no de un indicio de obesidad familiar.

Con la generación de las minipíldoras, con una dosificación más baja, se ha reducido considerablemente el riesgo de incremento de peso que producían las dosis más fuertes de las antiguas píldoras.

Sin embargo, cualquiera que sea la dosificación utilizada, los primeros meses de tratamiento con píldoras anticonceptivas siguen siendo propicios al incremento de peso, que resulta a menudo difícil de eliminar para las mujeres que no han tenido nunca la necesidad de vigilar lo que comen.

Esa tendencia se manifiesta sobre todo al inicio del tratamiento, antes de diluirse progresivamente en tres o cuatro meses, período corto en el que conviene tomar ciertas precauciones.

En prevención

En los casos de propensión personal o familiar, o de usarse una píldora con una dosificación fuerte, aplicar mi régimen de estabilización definitiva, con el jueves de proteínas puras, las escaleras y las cucharadas de salvado de avena, es una medida que resulta muy sencilla y eficaz.

Si no funciona o si los resultados son insuficientes, pase a mi régimen de consolidación completo, incluido el jueves de proteínas puras.

En caso de incremento de peso establecido

- Para un incremento de peso moderado, empiece con mi régimen de crucero, en su versión de alternancia 1/1 (1 día de proteínas/1 día de proteínas + verduras) hasta recuperar el peso inicial, sin olvidarse de pasar por la fase de consolidación y sus 10 días por kilo perdido y, a continuación, por la estabilización definitiva durante un tiempo mínimo de cuatro meses, para no correr el riesgo de volver a engordar de manera inmediata.

- Para un incremento de peso importante, entre en el marco del plan global habitual conservando el jueves de proteínas puras durante un año.

Mi plan y el embarazo

El aumento de peso ideal en el transcurso del embarazo (peso final antes del parto) se sitúa entre 8 y 12 kg según la altura, la edad y el número de embarazos. Este incremento de peso puede ser muy superior en mujeres propensas a la obesidad.

Los múltiples aspectos y enfoques de mi plan permiten controlar con facilidad todas las distintas eventualidades.

Durante el embarazo

Vigilancia y simple prevención: en caso de que exista un riesgo de incremento de peso, para mujeres que ya han engordado mucho durante embarazos anteriores o mujeres con antecedentes diabéticos personales o familiares, o por una simple cuestión de línea o delgadez, la mejor estrategia preventiva consiste en aplicar cuanto antes y durante todo el embarazo la fase de consolidación de mi plan, suavizando tres medidas concretas para ajustarla expresamente al embarazo:

- consumir dos porciones de fruta al día en lugar de una;
- utilizar leche y lácteos (yogures y requesones) semidesnatados con 20 % de MG en lugar de desnatados con 0 %;
- suprimir el jueves de proteínas puras.

Sobrepeso preexistente: es el caso de una mujer que ya tenía exceso de peso al quedarse embarazada, que no ha tenido tiempo para reducir previamente su peso.

En este caso preocupante, el exceso de peso preexistente puede agravarse de manera significativa, por lo que la mejor respuesta es seguir mi régimen de consolidación reforzado por la supresión de los feculentos y de las dos comidas de gala, y manteniendo el jueves de proteínas.

En caso de obesidad grave, cuando exista un riesgo considerable de complicaciones maternas o fetales en el transcurso del embarazo o del parto, es posible recurrir, sobre todo al principio del embarazo, a la fase de crucero de mi plan, con la aprobación de su médico habitual y bajo su supervisión. En estos casos muy especiales, conviene evaluar y sopesar los beneficios y los perjuicios de este régimen muy activo para la madre y el feto.

Después del embarazo

Estamos aquí en una situación clásica con unos restos ponderales más o menos importantes que es preciso reducir para recuperar el peso anterior.

Sin embargo, toda mujer debe saber que no siempre es fácil ni deseable intentar recuperar el peso que tenía antes del embarazo, lo que significaría aferrarse indefinidamente a su peso de juventud.

Teniendo en cuenta mi experiencia práctica, he tomado por costumbre aplicar una regla personal para calcular la evolución aconsejable del peso en función de la edad y el número de embarazos. *En relación al peso de juventud (20 años), considero que entre los 20 y los 50 años, el incremento medio de peso se sitúa alrededor de 1 kg por década de edad y de 2 kg por hijo*, o sea, para una mujer de 50 años que pesaba 50 kg con 20 años, un peso de 54 kg con 25 años, incluyendo dos embarazos; de 55 kg con 30 años, 56 kg con 40 años y 57 kg con 50 años.

En caso de lactancia: sea cual sea el aumento de peso, durante este período no nos podemos plantear aplicar un régimen muy estricto, por posibles consecuencias sobre el crecimiento del recién nacido.

Se recomienda dar unos pasos parecidos a los del régimen de simple vigilancia de un embarazo corriente, tal y como nos lo proporciona el régimen de consolidación moderado en tres puntos.

- añadir una segunda fruta en lugar de sólo una;
- comer leche y lácteos semidesnatados (20 % de MG) en lugar de desnatados (0 % de MG);
- no aplicar el jueves de proteínas puras.

En caso de ausencia de lactancia: La reducción del peso puede empezar desde la vuelta a casa.

Si el incremento de peso es normal, con unos restos del embarazo incluidos entre 5 y 7 kg siete días después del parto, se puede recuperar rápidamente el peso normal mediante el régimen de crucero, en la versión de alternancia 1/1, es decir, un día de proteínas puras seguido de un día de proteínas + verduras, aplicando este régimen de manera continua hasta alcanzar el peso marcado, sin olvidar pasar por la fase de consolidación con 10 días por kilo perdido, y aplicar, a continuación, la estabilización definitiva con sus tres medidas (jueves de proteínas + escaleras + salvado de avena), durante cuatro meses como mínimo.

En caso de aumento de peso anormal, con unos restos incluidos entre 10 y 20 kg siete días después del parto, es necesario seguir la totalidad de mi plan, con el arranque rápido facilitado por los cinco días de proteínas puras de la fase de ataque, seguido por la alternancia del régimen de crucero, el paso al régimen de consolidación, antes de asentarse, por último, en la fase a largo plazo de estabilización definitiva y las tres medidas innegociables —jueves de proteínas, renuncia a los ascensores y salvado de avena— durante un mínimo de 12 meses, o incluso más para las personas propensas con un historial ponderal atormentado.

Mi plan, la premenopausia y la menopausia

Los peligros de la menopausia

La premenopausia y los seis primeros meses de la plena menopausia representan la encrucijada hormonal con mayores peligros, el período en la vida de una mujer más propicio al incremento de peso.

Por los efectos combinados de la edad, de la reducción de la masa muscular y del empobrecimiento frecuente de la secreción tiroidea, los gastos calóricos del organismo disminuyen de manera progresiva.

Al mismo tiempo, el ovario deja de secretar primero una de sus dos hormonas, la progesterona, lo que genera un desequilibrio responsable de la instauración de ciclos irregulares con retrasos en la menstruación o ausencia de ésta.

Para compensar ese agotamiento, se suelen utilizar progesteronas de sustitución, la mayoría de ellas de síntesis.

Esos tres factores aúnan sus efectos para generar un aumento de peso que resulta imposible tratar con las medidas habituales de control alimenticio que se imponen la mayoría de mujeres para mantener su peso mal que bien. Estamos en plena premenopausia.

En cuanto el ovario se apaga por completo se detiene también la secreción de estrógenos o foliculina, aparecen los sofocos que indican y ponen de manifiesto la deficiencia hormonal. Estamos entonces en plena menopausia, y el incremento de peso se acentúa con la intensificación del tratamiento sustitutivo, que combina ahora progesterona y estrógenos. Esta tendencia al aumento de peso se prolonga hasta que la mujer se ha adaptado plenamente al tratamiento, antes de diluirse en unos cuantos meses.

El balance ponderal de esa travesía agitada, que puede durar entre dos y cinco años, es un incremento de peso que se sitúa estadísticamente entre 3 y 5 kg, según el tratamiento sustitutivo utilizado y la progresividad en su aplicación, aunque pueda alcanzar 10 e incluso 20 kg en mujeres propensas y desprevenidas.

Las hormonas vegetales, una alternativa original y natural para las mujeres con riesgo

El tratamiento por hormonas femeninas ha caído en desuso como consecuencia de las numerosas polémicas surgidas alrededor de los riesgos relacionados con el tratamiento hormonal sustitutivo de la menopausia.

Frente al carácter turbulento de ciertas menopausias, a la presencia de sofocos intensos y de un aumento de peso preocupante, existe un tratamiento plenamente vegetal de la menopausia, que resulta especialmente interesante en nuestro caso.

Esas sustancias vegetales y naturales tienen una estructura muy cercana a la de las hormonas femeninas, de modo que pueden ocupar sus receptores y sustituirlas en parte.

Son mucho menos activas que las hormonas femeninas y se ha demostrado clínicamente que tienen una acción positiva frente a los sofocos.

Sin embargo, más allá de los sofocos, parece ser que el uso regular de fitoestrógenos de la soja, en dosis suficientes, permite evitar el ineluctable incremento de peso que se produce durante la menopausia, sobre todo en la mujer con riesgo de sobrepeso o con sobrepeso establecido.

No obstante, queda el problema del rendimiento de la acción. Los fitoestrógenos son entre 1.000 y 2.000 veces menos activos que los estrógenos femeninos, y la mayoría de las dosificaciones disponibles en la actualidad con forma de tabletas o de cápsulas parecen insuficientes frente al riesgo ponderal. Según las observaciones hechas en Japón, el consumo diario de unos 200 g diarios de tofu permitiría explicar por qué las mujeres japonesas no padecen sofocos y presentan un peso estable durante la premenopausia y la menopausia. Esos 200 g de tofu representan una dosis diaria de 100 mg de isoflavonas de soja, que parece ser la dosis que ofrece las mejores posibilidades en cuanto a control del sobrepeso.

Todos los autores que han estudiado las propiedades nutritivas de la soja destacan que, si bien la acción protectora que tiene sobre algunos síntomas de la menopausia, como los sofocos y el envejecimiento de la piel, se pone de manifiesto a muy corto plazo, en cambio, su acción preventiva frente al cáncer de mama, la osteoporosis y el exceso de peso requieren una impregnación muy larga, sin la que no se explicaría la sorprendente inmunidad de la mujer asiática, gran consumidora de soja.

Por lo tanto, recomiendo a las mujeres jóvenes que se acostumbren a consumir soja de manera regular. Y no los brotes de soja, desprovistos de acción, sino la misma semilla o, mejor aún, leche de soja o tofu.

Medidas de prevención

Menopausia simple: cuando no exista ningún antecedente ponderal, de exceso de peso o de regímenes, pero se persiga prevenir por simple prudencia cualquier tropiezo en materia de peso, se recomienda adoptar, desde los primeros retrasos o irregularidades de la premenopausia, la cuarta fase de mi plan, la alimentación y el modo de vida absolutamente corrientes, aunque bajo control, de la estabilización definitiva, con el jueves de proteínas puras, las escaleras y las cucharadas de salvado de avena. En la mayor parte de los casos, resulta suficiente para atajar la deriva habitual del peso. Esa actitud defensiva debe mantenerse durante toda la travesía a menudo caótica de la premenopausia y hasta que se esté completamente adaptada a la plena menopausia, y muy especialmente en caso de aplicación de un tratamiento de sustitución hormonal, el período por excelencia del descontrol del peso.

Menopausia con riesgo: en esta categoría encontramos muchas mujeres a las que siempre les ha costado mantener un peso correcto, y que han actuado solas o con la ayuda de un médico para contener o corregir una propensión al sobrepeso. Estas mujeres temen, con toda la razón, la descompensación que acompaña habitualmente a las primeras manifestaciones de la menopausia.

En estos casos, cuando la simple actitud de prevención en que consiste la cuarta fase de la estabilización resulta insuficiente, conviene dar un paso y pasar a la fase tres de consolidación, con la base de proteínas + verduras, la fruta, la porción de pan completo y de queso, las dos porciones de feculentos a la semana, las dos comidas de gala y la fuerza motriz que representa el jueves de proteínas puras.

En momentos críticos de la premenopausia, en caso de retraso o de ausencia prolongada de menstruación —períodos marcados por la retención de agua e hinchazones difusas, el vientre que se infla, las piernas cansadas, los dedos embutidos y anillos que cuesta sacar y dolores de cabeza—, o durante los tres primeros y fatídicos meses de instauración del tratamiento hormonal de sustitución, resulta indispensable adelantar otro paso y adoptar la fase de crucero según una alternancia de un día de proteínas puras seguido por otro de proteínas + verduras, todo el tiempo que dure la amenaza más intensa de incremento de peso.

Aumentos de peso establecidos

Incremento de peso reciente: en ausencia de precaución y en presencia de un incremento de peso reciente o en vías de establecerse, aunque poco amenazador, se recomienda empezar con tres días de primera fase de ataque, antes de pasar a la segunda fase de crucero, con una alternancia de un día de proteínas puras, seguido de un día de proteínas + verduras y, en cuanto se recupere el peso correcto, seguir el camino de la fase de estabilización definitiva, que se prolongará hasta haberse adaptado completamente al tratamiento hormonal de sustitución, es decir, durante seis meses como mínimo.

Incremento de peso antiguo: en un terreno propenso, para una mujer con sobrepeso establecido u obesa, el aumento de peso puede resultar explosivo e impedir durante una época cualquier intento de tratamiento hormonal de sustitución. En este caso o, peor aún, cuando ya se haya iniciado el tratamiento hormonal y desencadenado la explosión, resulta imprescindible aplicar la fase de ataque de manera rigurosa e integral, empezando por cinco días de proteínas puras, e incluso siete, si ya se han producido daños importantes. Después, habrá que pasar a la fase de crucero en su versión de alternancia 5/5, es decir, cinco días de proteínas puras, seguidos de otros cinco de proteínas + verduras, o en una versión 1PP/1PV si el incremento de peso es menos significativo o si se tiene mayor aptitud para perder peso. Una vez se alcance o recupere el peso deseado, pase a la tercera fase de consolidación, que tendrá que aplicarse tantos días como los que impone la regla de los diez días por kilo perdido, antes de adoptar, finalmente, la cuarta fase de estabilización definitiva, que mantendrá durante toda la vida.

Mi plan y la abstinencia de tabaco

Privación de tabaco e incremento de peso

Muchos fumadores vacilan a la hora de dejar el tabaco, porque temen, con razón, que eso les lleve a engordar. Muchos, después de engordar al intentar y lograr dejar esa adicción, vuelven a fumar, creyendo que este incremento de peso se puede revertir. Se equivocan y, actuando así, pierden el beneficio de su acción y multiplican los perjuicios.

Hay que tener presente que el aumento de peso relacionado con el abandono del tabaco es consecuencia de dos factores vinculados entre sí.

Existe una necesidad de compensación oral que lleva al fumador privado de tabaco a reproducir sensaciones distintas, pero del mismo tipo, sensaciones llamadas análogas: olores, sabores y gestos que los pediatras y los psicoanalistas engloban bajo el término de sensaciones de oralidad, en referencia a la etapa oral de los primeros tiempos de la vida del recién nacido, perfectamente descritos por Freud y sus seguidores.

Esa necesidad de compensar de manera analógica da origen a necesidades de llevar a la boca y picotear fuera de las comidas todo tipo de alimentos de sabor agradable e intenso que inciden en la cuenta calórica.

A esa necesidad sensorial y al aporte de calorías que genera, se añade una nueva acumulación de todas las calorías que la nicotina permitía quemar.

La combinación de estos dos factores, sensorial y metabólico, produce un incremento de peso medio de 4 kg, que puede llegar hasta 10 e incluso 15 kg en personas propensas y fumadores compulsivos con fuerte dependencia.

Conviene saber que el peso acumulado durante la desadicción al tabaco es un peso adquirido, que no se esfumará espontáneamente cuando se vuelva a fumar. Resulta, por lo tanto, imprescindible proteger el fantástico logro que representa el fin de una dependencia a una droga tan peligrosa como es el tabaco.

También hay que tener presente que el riesgo de echar carnes vinculado con dejar de fumar se extiende en un período muy puntual y limitado a seis meses, por lo que el esfuerzo por contrarrestarlo también está limitado en el tiempo. Pasado ese período, los metabolismos que se habían acelerado se frenan, los comportamientos de reproducción y de compensación se atenúan y el peso se controla con más facilidad.

Prevención del aumento de peso para un fumador de peso normal

Es el caso simple del fumador que no presenta propensión personal o familiar alguna al sobrepeso, tiene un peso normal y no ha seguido nunca un régimen de adelgazamiento.

Para un fumador moderado, que fuma menos de 10 cigarrillos al día o no traga el humo, la mejor solución consiste en adoptar la fase de estabilización última, con el jueves de proteínas puras y las cucharadas de salvado de avena durante seis meses.

Para un fumador compulsivo, de más de 20 cigarrillos al día, hay que aplicar la fase de consolidación en su totalidad durante los cuatro primeros meses de abstinencia, antes de pasar a la cuarta fase de estabilización definitiva, durante otros cuatro meses.

Prevención para un fumador propenso al sobrepeso

Cuando se teme la aparición de un incremento de peso en un fumador compulsivo con otros factores de riesgo (diabetes, insuficiencia respiratoria o cardiaca), en cuanto se deje el tabaco se recomienda utilizar la protección que ofrece la segunda fase de mi plan, el régimen de crucero en su versión de alternancia 1/1 —un día de proteínas puras seguido de un día de proteínas + verduras— durante el primer mes, en el que el riesgo de aumento de peso es máximo. A continuación, habrá que pasar a la fase de consolidación del peso perdido durante unos cinco meses, y después a la fase de estabilización definitiva, durante un tiempo mínimo de seis meses.

Abstinencia de tabaco en el obeso

El riesgo es máximo y el aumento de peso añadido puede complicar aún más una obesidad preocupante en sí. Es una situación delicada, porque la obesidad preexistente señala un terreno altamente favorable al sobrepeso, ya que resistió a un consumo intenso de tabaco, habitualmente protector. Por lo tanto, se puede esperar una explosión de los metabolismos y una necesidad exacerbada de sensaciones orales y de picoteo.

Sin embargo, el beneficio es tan importante como la dificultad, porque el cese del tabaco aunado a la reducción de la obesidad libera al organismo de un doble riesgo cardiovascular y de cáncer del pulmón. Para este proyecto arduo, se requiere una gran motivación, así como el acompañamiento y la asistencia psicológica de un médico. Éste se ve a menudo obligado a recetar sedantes o incluso antidepresivos para amortiguar el choque que supone enfrentarse a dos adicciones comportamentales mayores.

En estos casos prioritarios, receto la versión más estricta de mi plan, empezando por una fase de ataque de entre 5 y 7 días de proteínas puras, seguida de la fase de crucero con alternancia de un día de proteínas puras y un día de proteínas + verduras. Después, entre en la fase de consolidación, con una duración de 10 días por kilo perdido. Por último, pero sobre todo, pase a la última fase de mi plan, la estabilización definitiva, con sus tres medidas preventivas: el jueves de proteínas, la renuncia a los ascensores y las cucharadas de salvado de avena, para toda la vida.

Cura de un aumento de peso posterior a una deshabituación lograda

En este caso, el daño ya está hecho y no pudo evitarse a su debido tiempo. Por lo tanto, se trata de un sobrepeso residual en un fumador que ha logrado abandonar por completo el tabaco, por lo que hay que evitarle cualquier tentación de volver a fumar.

El caso se asemeja a una obesidad clásica, y debe combatirse con un plan integral en su versión más intensa. Empiece por una fase de ataque de 5 días de proteínas puras, seguida de una fase de crucero alternando un día de proteínas puras y otro de proteínas + verduras. A continuación, entre en fase de consolidación de 10 días por kilo perdido. Por último, pero sobre todo, pase a la última fase de mi plan, la estabilización definitiva, con sus tres medidas preventivas: el jueves de proteínas, la renuncia a los ascensores y las cucharadas de salvado de avena, que mantendrá durante ocho meses como mínimo, y de por vida si el sobrepeso es grave (más de 15 kg) y el consumo de cigarrillos era superior a los 20 diarios.

MOVERSE:
EL CATALIZADOR OBLIGATORIO DEL ADELGAZAMIENTO

«Querida lectora, querido lector:

Si DE VERAS desea adelgazar, si DE VERAS no quiere volver a engordar debe cambiar NECESARIAMENTE de actitud respecto a la actividad física.»

El libro que tiene en las manos es la historia del recorrido y de la trayectoria de mi vida de médico.

En 1970 creé el fundamento de mi régimen. En un tiempo en que sólo se pensaba en cómo adelgazar, proponía 72 alimentos ricos en proteínas, un régimen de ataque de resultados brillantes pero efímeros.

Enseguida le añadí las 28 verduras para convertirlo en un régimen de crucero más estable, y completé así el conjunto de los 100 alimentos prescritos.

En la década de 1980 incluí la fase de consolidación para proteger los resultados adquiridos en el retorno a la espontaneidad alimenticia.

En la década de 1990, incluí en el régimen su polo más innovador, la estabilización definitiva del peso para consolidar los resultados a muy largo plazo.

En 2000 consideré este plan como un instrumento completo y acabado. Lo entregué tal cual a mis lectores y colegas médicos sin imaginar el éxito que tendría. Hoy, el libro suma un millón doscientos mil lectores. Está presente en tantas páginas web, fórums y blogs, se ha traducido a tantas lenguas, ha despertado tanto entusiasmo, tantas mujeres y tantos hombres me han hecho el honor de apropiárselo, que este libro y el método que contiene en realidad ya no me pertenecen. En suma, y lo digo con toda la sinceridad, este libro le pertenece a usted tanto o más que a mí. Tantos voluntarios, anónimos y benévolos, han tomado el relevo de mi mensaje para transmitirlo que siento una inmensa responsabilidad frente a sus lectores.

Por eso pedí a mi editor que me volviera a conceder la palabra, porque tenía que decir y escribir algo esencial, capital. Es la razón de ser de este capítulo que, por sí mismo, debe ofrecer los medios para doblar la eficacia y la permanencia de los resultados del método.

Desde la aparición de la obra, han pasado más de diez años, y la avidez del mundo va más deprisa que los remedios que surgen para los males que produce. Uno de ellos, el sobrepeso, se me antoja uno de los indicadores más pertinentes de la dificultad de ser feliz en el mundo actual. Un mundo que engendra un tipo de vida rico y estimulante, pero a costa de los instintos y la naturaleza.

Este mundo lo hemos creado nosotros, es el nuestro, un mundo al que nos hemos acostumbrado y del que ya no podríamos prescindir, pero un mundo que es dañino. ¡Y usted que me lee es de los que manifiestan este *mal* comiendo para hacerse *bien*!

En diez años se ha acelerado la progresión del sobrepeso. Entendámonos: no se trata de decir simplemente que cada año hay más personas con sobrepeso, sino que la progresión se acelera, que el escalón del sobrepeso que subimos es cada año un poco más alto. Eso significa no sólo que no tomamos las decisiones correctas SINO QUE TOMAMOS LAS MALAS.

Resulta, pues, esencial que encontremos una solución que se imponga suficientemente para canalizar las convicciones y creemos un consenso que permita poner en común las experiencias, las competencias, los medios y las financiaciones necesarios para poder luchar mejor contra este problema social que la Organización

Mundial de la Salud (OMS) ha clasificado en el sexto lugar de las plagas de la humanidad.

Y es la razón de ser de este capítulo.

Los límites de un régimen aislado

En este libro, y hasta la versión que tiene en las manos, mis lectores encontrarán mi régimen y sus cuatro fases, el desglose de cada una con sus respectivos alimentos, la progresión y el desarrollo de su hoja de ruta, sus 100 alimentos, 78 de origen animal y 22 verduras, y el 101, el salvado de avena.

Ya lo sabe, se lo he dicho, en la actualidad 1,2 millones de personas han comprado el libro que está leyendo. Mi editor me asegura que un libro vendido lo leen de media tres personas, lo que significa que cerca de 3,6 millones de mujeres y hombres lo han leído.

No conozco la proporción de personas que, después de leerlo, han seguido el régimen propuesto. Y aún menos la proporción de los que, habiendo practicado el régimen, han alcanzado su Peso Justo. Tampoco —y eso es lo que más me importaría— la proporción de quienes, después de alcanzar su Peso Justo, lo han estabilizado protegiéndolo de las agresiones y dificultades de la vida. Pero hay dos cosas de las que estoy seguro y que puedo garantizar:

En primer lugar, no conozco a nadie que, después de seguir este régimen tal como se prescribe, no haya adelgazado. Puede haber diferencias de resultados en función del sexo, al edad, la antigüedad del sobrepeso, la herencia o el número de regímenes que se hayan seguido. Pero quien lo ha seguido, ha adelgazado. A su velocidad, pero ha adelgazado.

Sé también que una proporción que no puedo calcular pero significativa de estos lectores y usuarios de mi método han consolidado y estabilizado su peso a largo plazo, es decir, más de tres años. Me lo ha asegurado el testimonio regular de lectores que me lo cuentan a través de mensajes de reconocimiento y de simpatía afectuosa profundamente emocionantes.

Sin embargo, recibo también cartas y mensajes electrónicos de personas que, después de adelgazar, seguir la fase de consolidación y entrar en la estabilización definitiva, han perdido pie al cabo de un tiempo y recuperado una parte del peso perdido. ¿Por qué? ¿Por qué han tropezado en la fase de la estabilización última, el corazón palpitante y estratégico de mi método? Conozco las causas de este fracaso por haberlas encontrado también en la consulta, en todas partes donde surge la adversidad. Las he analizado e inventariado, y son éstas:

- Algunos no han tenido la motivación ni el impulso, ni siquiera las ganas, para empezar a leer este libro y pasar a la acción. El libro descansa en un estante a la espera del famoso impulso.
- Otros lo han leído y han puesto en marcha el plan, pero se han parado a medio camino, faltos de la motivación y la energía suficientes para alcanzar su Peso Justo.
- Otros, en determinadas edades o encrucijadas sensibles de la vida, premenopausia, menopausia, han tenido que afrontar resistencias fisiológicas, problemas hormonales, de tiroides o bien de ovarios, una depresión con toma de medicamentos que afectan al peso. Todas estas situaciones negativas exponen a rellanos de estancamiento más o menos largos que, sin acompañamiento, socavan la resistencia, empujan a la infracción y conducen al abandono.
- Lo mismo sucede con quienes han seguido demasiados regímenes infructuosos o no estabilizados, regímenes ineficaces o mal aplicados, demasiado restrictivos o agotadores o reducidos, regímenes descerebrados que motivan recuperaciones de peso masivas y aumentos vertiginosos, los regímenes malos. También están aquellos a quienes la herencia y la genética predisponen al aprovechamiento alimenticio. Para todos ellos, la lucha es más difícil y las resistencias más fuertes.

- Finalmente, y son los más numerosos, los que en el proceso de adelgazamiento, sea cual sea la fase superada, topan con «los golpes duros y las dificultades de la vida». Un desengaño sentimental, un duelo, un divorcio, el agotamiento, un acoso profesional o muchos otros hechos dolorosos. Son pocas y pocos los que capean el temporal, tanto más cuanto son personas que pueden, por añadidura, ser vulnerables al sobrepeso, una «línea de fuga» hacia el alimento, una defensa natural contra el estrés, las molestias y la inseguridad contraída muy temprano, en la primera infancia.

Fue por estos casos difíciles, estos perfiles de riesgo y estas situaciones adversas que pueden debilitar mi método por lo que terminé insatisfecho con el simple régimen y abrí un segundo frente para acorralar a mi viejo enemigo, el sobrepeso, que se zafa a la menor opción y sale reforzado.

Este capítulo se escribió para la reedición francesa de 2010. En los capítulos anteriores le he presentado el régimen tal como lo creé año tras año, al principio sólo para mis pacientes, después para los lectores pensando que sería la versión definitiva. No había imaginado nunca que encontraría tantos lectores que se convertirían en amigos y fervorosos partidarios de mi método. Estos lectores, por la abundancia de sus preguntas, sugerencias, comentarios y necesidades, me han hecho desarrollar el conjunto del método sobre una gran cantidad de puntos, de los que algunos son esenciales. Mi chat diario en internet se ha convertido en el punto de encuentro más decisivo donde tengo la posibilidad de sondear en tiempo real el sentir de aquellos que se han apropiado del método, los que lo viven en el día a día, y todo ello me permite introducir en él mejoras regularmente.

Antes de entrar en el núcleo del capítulo, quiero empezar por hacer un balance de lo que, hasta este año, constituía el corazón de mi método, su vertiente alimenticia, el régimen. Con una perspectiva de diez años, así ha avanzado en el tiempo, así se ha constituido en método y así lo perciben hoy sus usuarios.

Su éxito se basa en una combinación de diez ventajas, más una:

1. La eficacia de sus proteínas.
2. La rapidez de arranque de la fase de ataque.
3. La libertad total en cuanto a las cantidades que permite evitar la minadora frustración del hambre.
4. La simplicidad de la consigna, 100 alimentos, 78 de origen animal, 22 de origen vegetal.
5. Un esquema fuerte y directivo, una estructura y la señalización de las 4 fases, de la más severa a la más flexible, cada una con su función, alternancia, referencia e hitos.
6. Su forma didáctica, que enseña a adelgazar mientras se adelgaza. El orden de introducción de los alimentos inscribe en la memoria del cuerpo su nivel de importancia. Todo empieza con lo Vital (las proteínas), después lo Esencial (las verduras), lo Necesario (la fruta), lo Importante (el pan integral), lo Útil (los feculentos), la Recompensa (queso) y el Placer (comida de gala).
7. La estabilización y la absoluta importancia concedida a esta fase siempre desatendida o bien oculta; una ausencia que está quizás en el origen del fracaso de la lucha contra el sobrepeso. Dos fases de cuatro (consolidación y estabilización definitiva), la última a lo largo del resto de la vida, cuyo objetivo no es sólo adelgazar sino «curar el sobrepeso».
8. El enfoque humano gracias a la gestión del placer y de la falta del mismo, la empatía y el apoyo activo de lo mental y de la motivación.

A este método le faltaban tres elementos para ser una verdadera máquina de guerra capaz de lanzarse «de lleno contra el sobrepeso» y de frenar su inquietante progreso.

1. *El enfoque personalizado.* Es un resorte principal del enfrentamiento con el sobrepeso. Para la persona que está adelgazando, supone la tranquilidad de no tener que hacerlo sola. Personalizar significa introducir un «jefe de proyecto» que posee los medios de analizar la situación de una persona respecto a «sus» alimentos, sus puntos débiles y sus triunfos. Y capaz de elaborar, a partir de este examen, un plan de acción adaptado a su personalidad, por definición infinitamente más eficaz. Pero, sobre todo, significa saber cómo ayudarlo a cambiar mediante la corrección de sus debilidades y el análisis de sus fuerzas para evitar que, después de haber adelgazado, vuelva a la situación que la había hecho engordar.

2. *El seguimiento cotidiano.* Es el medio más simple y eficaz de atenuar la dureza de un régimen y la lógica frustración que produce. Disponer de alguien que lleve el control, recibir consignas precisas y directivas de alguien que posea autoridad y en quien se deposite la confianza permite estar mejor armado para resistir las tentaciones y tomar decisiones acertadas.

Tener a alguien que lleve un control equivale a saber que hay que rendir cuentas de las infracciones del régimen, de las dificultades, dudas y debilidades. Es no estar solo en una de las trampas más peligrosas de un régimen, el inevitable momento en que el peso se estanca sin causa aparente. Es un momento que se vive como una injusticia, que siembra la duda y puede desesperar. El director de proyecto tiene la misión de explicar el carácter normal y casi inevitable de este momento, de tranquilizar y facilitar los medios para «acabar con este rellano de estancamiento». En suma, para quien sigue un régimen significa sentir al lado una presencia empática dispuesta a reconfortar, desdramatizando pero también sabiendo decir NO con firmeza y, sobre todo, que ayuda a recuperar el aliento cuando se está cerca de la desmotivación y a mantener el éxito cuando se alcanza. Esto se ha logrado en el *coaching* por internet.

3. Por último, y éste es el objeto del presente capítulo, quizá el punto más esencial de todos, LA ACTIVIDAD FÍSICA.

LA ACTIVIDAD FÍSICA, el segundo general del ejército que lucha contra el sobrepeso, el par del régimen en la lucha contra el sobrepeso.

Debo reconocer que si, como todo el mundo, he sabido siempre que la actividad física ocupa un lugar destacado en la marcha virtuosa de la vida sana y el control del peso, pertenezco a una generación para la que moverse era tan natural, tan evidente, que nunca me sentí en la obligación de demostrarlo.

En mi niñez no existía el SIDA y el cáncer era un modo misterioso de irse. El espectro de la época era la parálisis. Todas las madres sentían la angustia de la poliomielitis y de la «silla de ruedas». Mi madre me amaba lo bastante para transmitirme esa inquietud y esa prioridad del movimiento. Y andar, correr, nadar, bailar, saltar de alegría, cantar con todos los pulmones son actividades grabadas en mi memoria afectiva como ingredientes naturales de la vida.

En mi época de estudiante hice mi primera sustitución de médico en el viejo Montparnasse, un barrio vivo y heterogéneo donde las visitas a domicilio solían ser a inmuebles sin ascensor, en los que yo subía alegremente por las escaleras. El movimiento siempre ha formado parte de mi naturaleza y de mi cultura. Reconozco que, por eso, tardé en comprender hasta qué punto la inactividad y la pereza podían ser una traba temible para perder peso de modo rápido, eficaz, duradero y con escasa frustración.

Es curioso cómo se produjo esta toma de conciencia. Estaba yo haciendo cola en una agencia de viajes española donde tres empleados atendían a los clientes. Los tres estaban sentados en cómodas sillas con ruedecitas que les permitían desplazarse sin levantarse. Dos parecían divertirse impulsándose hacia los ficheros o los armarios situados a unos metros de distancia, como si fueran parapléjicos en silla de ruedas. El tercero se incorporaba sistemáticamente. Fuera coincidencia o por una razón termodinámica, éste era el único que tenía una silueta esbelta; los otros dos, a pesar de su juventud, estaban gordos y ya echaban tripa.

Desde ese día, exactamente, esa escena banal de la vida cotidiana modificó mi enfoque de la lucha contra el sobrepeso. De repente me di cuenta de lo crucial que era introducir la actividad en mi programa. Pero no en forma de un simple consejo razonable, como se plantea siempre, sino como obligación y estructurando su prescripción con la misma fuerza que la del régimen. Me decía que si yo, avezado practicante que había consagrado su vida profesional a la lucha contra el sobrepeso, no había percibido toda la gravedad del actual olvido del cuerpo, podía imaginar hasta qué punto mi lector podía también haberlo infravalorado.

Porque es cierto que, en teoría, ninguno de nosotros puede ignorar que el hecho de moverse quema calorías; esta conciencia es puramente intelectual, y no llega al núcleo duro de la convicción instintiva. En realidad, todos los saben pero ninguno lo cree o, como mínimo, nadie lo cree suficientemente para situarlo al mismo nivel de importancia que la restricción de alimentos. Ponerse a régimen, privarse, ayunar incluso, y hasta vomitar, ¡de acuerdo! Pero andar, nadar, bailar... ¡no!

Por eso empecé, ya no simplemente a aconsejar la actividad física, como había hecho siempre, **¡SINO A PRESCRIBIRLA, como un medicamento, con receta!**

Pero, en la práctica, lo que parece tan simple choca precisamente contra ese exceso de simplicidad, ¡es un poco como si se prescribiera respirar! Veamos:

Al principio, cuando hacía la sencilla pregunta «¿Practica usted alguna actividad física?», sólo obtenía respuestas vagas o evasivas: «Ando un poco, como todo el mundo». O bien: «Con niños, por fuerza hay que moverse».

Pero cuando avanzaba en el cuestionario, aparecía una línea de demarcación clara entre dos tipos de actividad física, la actividad utilitaria, el esfuerzo y el desplazamiento necesarios para la realización de un objetivo práctico de la vida cotidiana, y «el movimiento por el movimiento» dictado por el discurso cultural ambiente de estar guapo, firme, delgado y con buena salud, un discurso culpabilizador que empuja a apuntarse a un gimnasio, aunque para llegar a él se prefiera el ascensor a la escalera. ¡Toda una paradoja cuando se sabe que hay quien paga para practicar con el stepper, que no es más que una escalera convertida en aparato!

La cuestión de la actividad física remite a un problema social, porque nuestro modelo económico basado en el progreso y la tecnología preconiza la erradicación del esfuerzo. ¿Cómo creer en las virtudes de la actividad utilitaria de la vida cotidiana cuando la mitad de las patentes de inventos presentadas en el mundo concierne a procedimientos y objetos destinados a reducir el esfuerzo y a ganar tiempo, los dos ingredientes combinados del sobrepeso y el estrés?

Además, andar es un acto casi tan básico como respirar, tan interiorizado en la naturaleza y la condición humana que cuesta entender su valor «terapéutico», y aún más el adelgazante.

Por último, los médicos no subrayan este aspecto porque no es lo bastante complicado o técnico, y cuando me refiero a estos médicos, me incluyo a mí también. Durante años he dado buenos consejos, sobre todo con relación a andar, ¡pero sin arriesgarme al ridículo de prescribirlo formalmente por escrito y con membrete! Creía que no se consulta a un médico cargado de diplomas y de experiencia y, sobre todo, especialista en nutrición, para recibir la prescripción formal de andar o moverse. Me equivocaba, ¡y mucho!

Llegados a este punto, intentaré acompañarles para que entiendan lo decisivo que es adoptar este nuevo concepto de «movimiento primordial», la AFP, Actividad Física Prescrita: para ello, quiero formular dos preguntas sencillas y concretas, y responderlas sin ninguna ambigüedad:

- ¿La actividad física adelgaza?

- ¿La actividad física es indispensable para estabilizar el peso después de haber adelgazado?

La respuesta es SÍ, en bloque y para cada una de las dos preguntas.

Pasemos ahora a la demostración.

1. La actividad física adelgaza

Cuando cierra los ojos y después los abre, ese simple batir de párpados quema energía. Poca, claro está, pero energía calculable en milicalorías. Lo mismo sucede cuando piensa o evoca un recuerdo. Mucho más cuando medita y reflexiona y aún más cuando intenta resolver un problema. Y mucho más incluso cuando levanta un brazo, y el doble cuando levanta los dos.

Si se incorpora, eleva de inmediato el nivel de combustión calórica, porque obliga a contraerse a los tres mayores grupos de músculos del organismo: abdominales, glúteos y cuádriceps. Todo cuanto hace tiene un coste calórico.

Lectora, lector, ¿está hasta aquí de acuerdo conmigo?

Pues sigamos. Entre por la puerta de casa. Supongamos, si quiere, que vive en el cuarto piso. Si prescinde del ascensor, volverá a la calle habiendo quemado 6 calorías. Ha olvidado las llaves, vuelve a subir los escalones de cuatro en cuatro porque tiene prisa: quema 14 más y 6 más en la bajada. He aquí 26 calorías eliminadas en forma de humo y vapor de agua.

Avancemos un poco. Es la una de la tarde. Ha trabajado sentado cuatro horas frente al ordenador. Ha vivido, es decir, ha respirado, ha oído latir su corazón, circular la sangre. El simple hecho de mantenerse con vida, de alimentarse del mundo para proteger su estructura, para evitar simplemente lo que le ocurre a un cubito de hielo que se sumerge en agua, le cuesta una caloría por minuto. Además, durante estas cuatro horas, ha efectuado sus tareas profesionales y algunos movimientos de piernas y brazos: 15 calorías adicionales arrancadas. Ahora siente las piernas entumecidas y la necesidad de levantarse y andar, y sale.

Pues, para gran asombro suyo, le pediré que ande durante ¡UNA HORA! Ya sé que no es fácil. Y además, ¡por qué andar cuando es posible no hacerlo! Y sobre todo, ¡una hora sustraída a su vida profesional! Imagine que acepta. En una hora, si anda sin prisas pero sin arrastrarse, habrá consumido 300 calorías. En total, desde que ha abierto la puerta de casa, ¡ha eliminado 340 calorías! Cifras objetivas y exactas, pero para usted, abstractas y desconectadas de la percepción intuitiva de la vida. Es cierto.

Lectora o lector, si viviera en otro mundo, el de los primitivos, los cazadores-recolectores, un mundo de penuria en contacto directo con un entorno natural, las cosas serían distintas. En un universo como éste, en que habría que capturar el alimento, cazarlo utilizando su energía y su cuerpo, esos simples sesenta minutos de andar gratuitos o de «andar por andar» implicarían un riesgo, el de aprovechar inútilmente reservas preciosas, estratégicas, vitales. Un riesgo limitado por sí mismo, pero considerable si tuviera el antojo de hacerlo todos los días. Es increíble la importancia de la actividad física en la gestión de las reservas de energía del ser humano. Esas reservas son precisamente las que usted desea perder y que los primeros hombres consideraban su capital de supervivencia. Aquí tocamos un hecho crucial: por qué es tan difícil adelgazar y en qué medida y cómo contribuye la actividad física.

Volvamos a usted. Probablemente esté leyendo este libro porque pertenece a esa mitad de la población adulta que tiene sobrepeso. De ser así, cada kilo de grasa de reserva que lleva en las caderas y los muslos, si es mujer, o en el busto y el vientre si es hombre, cada uno de esos kilos que detesta, almacena un poco más de 8.000 calorías. Eso significa, científicamente, que le basta con andar una hora al día, cinco días por semana, veintiséis días al mes para hacer desaparecer ese kilo. Demostración: 300 calorías x 26 días = 8.000 calorías = 1 kilo de su grasa. Y eso sin cambiar nada de su alimentación. Esta hora de caminar podría por sí misma resolver su problema de peso, hacerle perder 12 kg en doce meses. ¡Demasiado bonito para ser cierto! Oh, ya oigo resonar las objeciones: ¿Quién tiene una hora al día veintiséis días al mes? ¿Cómo conciliar el tiempo de esa actividad con una vida profesional exigente? ¡Las obligaciones, los niños, el cansancio, la pereza!

Todo esto es cierto, lo admito, y no es lo que le pido. Si la actividad física ha de entrar con fuerza a partir de ahora en la lucha contra el sobrepeso, no es para empezar de nuevo lo que hemos hecho con el régimen, pretendiendo confiarle la exclusiva de la lucha. Lo que intento en este capítulo es arrojar una luz intensa sobre el impresionante poder ígneo del gasto físico, una fuerza que está y ha estado siempre a nuestro alcance. ¡Tanto mejor! Una fuerza que llevamos dentro y encima. ¿Por qué, pues, no hemos utilizado ese inmenso recurso de ningún modo que no fueran los simples consejos sensatos que, a la hora de la verdad, le arrebataba cualquier eficacia? Porque cuando se conocen —y yo llevo treinta años en este campo— todos los esfuerzos en el plan de la restricción alimenticia, y los elevados índices de fracaso, se comprende que la comunicación o la enseñanza relativos a la eficacia de la actividad física hayan sido defectuosos o bien obstruidos.

¿Es que moverse resulta más desagradable o difícil que seguir un régimen? La respuesta es ¡NO!, pero siempre y cuando se esté convencido de su eficacia, y parece evidente que hasta ahora, para la inmensa mayoría de los especialistas y los interesados en perder peso, sólo el régimen y la restricción alimenticia son los garantes de una acción adelgazante. Es como si la actividad física sólo sirviera para tener buena conciencia, proteger la masa muscular y mantener la firmeza del cuerpo.

Por eso he decidido ocuparme de esta comunicación, empezando por introducirlo en mi propio discurso. Como el resto de los médicos especialistas, he construido mi método alrededor de un plan alimenticio. Y precisamente debido a su éxito quiero incorporarle lo que considero, ni más ni menos, un segundo motor. Porque adelgazar, incluso para las personas que lo consiguen, tiene un coste psíquico. El enfrentamiento consigo mismo es duro, es una experiencia enriquecedora, un éxito que da sentido, respeto por uno mismo, recuperación de la autoestima. PERO es también un compromiso y un combate que requieren una preparación, un esquema, una estructura de apoyo, un método fiable y asegurado, una atención y una vigilancia constantes. Una lucha contra uno mismo pero también contra los demás, contra los que también quisieran hacer el régimen pero que aún no han dado el salto y a los que el combate de los otros hace sentir mala conciencia, los inventores del «por una vez», ¡ya sabe! ¡Encarnizada lucha contra la sociedad que promueve el consumo, contra los productores que venden lo graso, lo azucarado, lo gratificante antes que lo beneficioso, contra los publicistas que encuentran las palabras, los eslóganes y las imágenes «que matan», en todos los sentidos de la palabra!

Además, si mi método ha encontrado tantos partidarios que, después de beneficiarse de él, por pundonor lo dan a conocer, lo defienden y promueven, tengo el deber de abrir lo que considero una segunda cabeza de puente en la lucha contra el sobrepeso. Lo hago pensando en las personas que, por dificultad o vulnerabilidad, carecen de la energía o del coraje suficientes para entrar en lucha abierta contra sí mismas, sabiendo hasta qué punto les ayudaría física y moralmente en la anhelada pérdida de peso.

Así pues, he decidido dar a conocer lo que desde hace unos años veo como el eslabón débil o inexistente en la lucha contra el sobrepeso: la toma de conciencia de la eficacia no relativa sino absoluta de la actividad y del gasto físico. Romper así con el discurso dominante difuso e impreciso que legitima en teoría el papel del gasto físico sin confirmar esta acción en la práctica.

Parece que este titubeo es emblemático de nuestras sociedades, que promueven dos mandamientos contradictorios:

Por una parte, «no te moverás»: fíjese en todos los tipos de instrumentos o de robots creados a fin de evitar cualquier esfuerzo inútil, ¡hasta los cepillos de dientes eléctricos! El modelo económico de nuestras sociedades promete así todas las tecnologías aplicadas al confort y a la reducción del esfuerzo. Mecánica, robótica y medios de transporte han aliviado desde hace tiempo el trabajo y los esfuerzos inútiles, y cada día usurpan un poco más los gestos y los movimientos más naturalmente humanos.

Por la otra, «te moverás», una cultura del deporte, de la salud, *antiaging*, de los gimnasios y del paradójico retorno de la mecánica que produce «aparatos para moverse», cintas de andar, bicicletas estáticas...

Veremos que entre los dos hay todo tipo de actividades que eliminan la contradicción.

2. La actividad física interviene en la gestión del placer y la falta de placer

Lectora, lector, voy a pedirle que me siga a un territorio sorprendente, a las entrañas de la vida, allí donde se toman las decisiones fundamentales, donde se arraigan sus motivos para vivir y no morir. En apariencia lejos del prosaico problema del sobrepeso, en realidad, como verá, son su corazón palpitante. Sígame y no lo lamentará.

Si tiene sobrepeso, seguramente sabrá que no se debe a lo que ha comido por hambre. En nuestras latitudes y en nuestros días, son pocos los que pasan hambre de verdad. Hoy sólo se engorda comiendo más de lo que piden las necesidades biológicas, más de lo que nos pide el hambre. Una mujer que comía demasiado al mismo tiempo que maldecía el sobrepeso que contraería no iba en busca de alimento; comía empujada por una necesidad superior a su miedo a engordar. «Es más fuerte que yo», me dijo. Entonces, ¿qué quiere? Lo que persigue torpemente, y muy a menudo sin saberlo, es conseguir placer con lo que tiene a mano para compensar el que no logra encontrar en cantidad suficiente en su vida cotidiana. O para neutralizar un sufrimiento o un exceso de estrés que le tapa el horizonte. Es casi siempre así como se engorda.

La dificultad consiste en que, para adelgazar, hay que seguir el camino inverso. No sólo dejar de compensar con el alimento las carencias en otro registro, sino privarse, perder la espontaneidad alimenticia, en suma, producir falta de placer, frustración, lo contrario de lo que se buscaba comiendo demasiado.

Entonces, ¿cómo es posible adelgazar, y sobre todo adelgazar de modo duradero, si encontramos comiendo ese placer que es el motor de la vida y que resulta tan vital y esencial que se sacrifica la línea, la silueta, la belleza, la seducción y tal vez la salud? ¿Cómo una mujer que, día tras día, ha buscado placer comiendo podría volver la espalda a esta búsqueda siguiendo un régimen de adelgazamiento? Es esta contradicción la que explica por qué es tan difícil adelgazar, y tan fácil volver a engordar.

Y sin embargo es posible, hay un camino, que no se transita o se transita mal. Ese camino del que le hablo es un angosto sendero de alta montaña entre dos precipicios: por un lado, no hacer nada y sufrir, y por otro equivocarse y fracasar. El sendero que sigue la cresta, el que permite adelgazar y no volver a engordar, es el que yo llamo «Curar el sobrepeso». Para divisarlo y descubrirlo, abramos juntos el capó del «motor de la vida».

Hacia la quinta semana de embarazo, en el vientre de la futura madre, en el frágil embrión en que se ha convertido el óvulo fecundado, aparece un centro cerebral que emite la primera pulsación de vida autónoma y que no dejará de emitirlos hasta el momento de la muerte. ¿Qué es el pulso de vida? Se trata de una programación y una energía inscritas en todo ser vivo, una evidencia que se le impone sin que haya que desearlo o ni siquiera saberlo. Llamemos a este centro que se oculta y pulsa la vida el púlsar de vida. Cuando emite, sentimos un intenso deseo de adherirnos a la vida, de emprender todas las acciones y todos los comportamientos que protegen y estimulan la vida.

Beber, comer, dormir, reproducirse, jugar, patinar, hacer funcionar el cuerpo, buscar la seguridad, pertenecer a un grupo, actuar para permanecer en él, encontrar en él el mejor sitio según las aptitudes.

Toda especie viva posee unos mecanismos particulares que aseguran la vida. Usted y yo, los humanos, tenemos los nuestros, la evolución los ha conservado y los ha inscrito en nuestros genes por su eficacia para ayudarnos a sobrevivir en el medio humano. Si seguimos espontánea y naturalmente esos patrones de comportamiento, aumentamos nuestras opciones de sobrevivir y recibimos la recompensa de esa sensación agradable y gratificante que llamamos Placer. Eso explica por qué produce placer beber cuando el cuerpo está deshidratado y comer cuando las células del organismo casi han agotado su carburante. Todo cuanto facilita la supervivencia genera placer, y todo lo que la obstaculiza cosecha dolor. Todo lo que hacemos, lo hacemos para obtener placer o evitar dolor.

Pero eso no es todo, hay algo infinitamente más sorprendente, y diría que hasta capital, y le invito a seguirme porque esta información le permitirá llevar mejor su vida. Detrás de la sensación agradable de placer hay asociada otra alimentación invisible e igualmente vital. Remite a los caminos neurológicos del cerebro. Si el placer se convierte en sensación agradable, el otro viajero sigue hasta el emisor de la vida. Este pasajero clandestino tiene un papel fundamental: alcanzar el púlsar de vida para recargarlo de energía y reforzar y mantener su emisión de vida.

Resumiendo, el púlsar de vida acciona el deseo y la necesidad de vivir. Este deseo se manifiesta en acciones y comportamientos que buscan y cosechan placer. Y acompañando la sensación de placer. Un alimento concreto vuelve hacia el púlsar para que siga emitiendo. En realidad se trata de un bucle de retroacción o de retroalimentación de los que se ven tantas manifestaciones allá donde hay vida, pero ésta se encuentra en lo más alto de la jerarquía de la gestión de la vida.

Este alimento neurológico, a menudo confundido con el placer que lo recubre de su ostentoso carácter agradable, tiene una importancia considerable. Es extraño que esta sustancia vital carezca de nombre, que yo sepa. Yo la he bautizado «satisficiencia», para integrar en una misma denominación la doble idea de satisfacción y de beneficencia.

Debe de estar preguntándose a qué viene un rodeo tan largo para legitimar la actividad física en la lucha contra el sobrepeso. En primer lugar, para que entienda que el acto de alimentarse, aparentemente banal y una de las necesidades más fáciles de satisfacer, es, junto con beber y respirar, el más necesario para la vida y, de hecho, uno de los proveedores más eficaces de «satisficiencia».

Se echa de ver que, frente a la adversidad de un día a día difícil y no lo bastante satisfactorio, hostigador, rápido y estresante, tantas mujeres y hombres no logren cosechar en cantidad suficiente esta preciosa satisficiencia sin la cual el púlsar de vida disminuye y la calidad de lo vivido se empobrece. En esta situación, las estridentes sirenas de la supervivencia empiezan a resonar, a doler para forzar la cosecha. Y si la cosecha sigue sin asegurarse, el púlsar deja a su vez de emitir, el deseo de vivir disminuye y se apaga y se entra en lo que hoy se ha hecho tan frecuente en nuestras latitudes, el estado depresivo, la ruptura de una evidencia, de un hecho fundamental de la conciencia, la pérdida del apego a la vida.

Y en esta búsqueda a menudo inconsciente, a veces urgente, el medio más simple, fácil y más al alcance de la mano es sencillamente comer. Comer, meter alimentos en la boca, ingerir, incorporar para alimentarse y para producir satisfacción y algo tranquilizador y agradable que hasta ahora confundíamos con el placer. La imaginería cerebral permite visualizar la repercusión cerebral de cualquier comportamiento humano. De todos estos actos, comportamientos o estados mentales, el más cargado de emociones, el que activa los más intensos fuegos de artificios intracerebrales es **el hecho de comer alimentos agradables.** El acto de comer es, en cuanto a la repercusión neurológica y la producción de placer, casi tan intenso como un orgasmo pero tiene la ventaja de durar más. Es lo que explica que resulte tan fácil engordar en una situación frustrante y tan difícil adelgazar a fuerza de disminuir el recurso a la alimentación, máximo creador de satisficiencia y de gratificación al servicio de la vida.

¿Quiere una anécdota sorprendente? Se trata de un experimento efectuado repetidamente en todos los laboratorios de fisiología animal. En una jaula clásica, se coloca una rata identificada que se alimenta gracias a un comedero siempre lleno. La rata come cuando tiene hambre y para cuando ya no puede más. Si se le coloca de modo indoloro una pinza en el extremo de la cola, que en adelante lleve como un lastre incómodo, en seis meses estará obesa. La rata compensa y se protege de la molestia oponiéndole placer, busca algo positivo para neutralizar el negativo.

Volvamos a la actividad física y a su papel en la gestión del placer y la satisficiencia. Si he hecho este rodeo y esta larga argumentación es porque en la actualidad se desprecia la actividad física. La mayoría la ve como una carga, una tarea, una labor que es mejor evitar. Su simple nombre lo indica: esfuerzo físico. Para quienquiera que se proponga adelgazar es justo al contrario: la actividad física puede y debe ser el primero y más fuerte de los aliados y, por lo tanto, de los amigos.

Quienes engordan comen demasiado, sin ignorar que eso les hará engordar, porque esperan crear la satisficiencia que mantiene activo el motor de vida. Como habitualmente se trata de mujeres y hombres con marcada tendencia a compensar con la alimentación, tienen aun más interés que los demás en hallar en la actividad física el elemento capaz de modelar su relación con el placer y la ausencia de placer. Lo que le pido, lectora, lector, es que haga el esfuerzo y el trabajo mental de modificar su consideración de la actividad física. Esta actividad de su cuerpo, por simple, natural y evidente que pueda parecer, es el elemento que debe, por sí solo, modificar el ángulo de ataque de la lucha contra el sobrepeso. Sobre todo, por favor, confíe en mí, le prometo que no lo lamentará.

Veamos cómo la actividad física puede ayudarle «fundamentalmente» a adelgazar al principio, después a conservar su Peso Justo y, por último, a «curarse del sobrepeso».

1. *La actividad física refuerza mucho la eficacia del régimen*
Hay dos maneras de reducir gradualmente el volumen y el peso de un recipiente o de la base de una fuente: o se reduce el contenido o se amplía el desagüe. Igual que para reducir los stocks de una empresa, puede elegir entre comprar menos o vender más. Para adelgazar se aplica la misma lógica. Se dispone de dos medios de «igual» importancia: o se reducen los aportes —come menos o menos graso—, o se aumentan los gastos: se mueve más, quema más. Lo ideal es, claro, combinar ambos métodos. A igualdad de régimen, cuanto más se queme, más se adelgaza.

2. *La actividad física reduce la frustración del régimen*
Cuanto más se mueve y más calorías quema, menos necesidad tiene de restringirse y, además, menos sufre. Es en todo punto necesario que, en su modo de pensar, integre la idea que hay un principio de conversión entre el alimento y la actividad física. Recuerdo a uno de mis pacientes, apasionado de los vinos selectos, un artista para el que el deleite que produce un gran vino es una de las alegrías de la vida. Me decía: «Doctor, su régimen me conviene mucho pero NECESITO una copa de vino por la tarde.» Le respondí que, si tanto insistía, tendría que pagarlo. Como no me entendía, se lo expliqué: «El precio son 20 minutos. Se toma la copa de Château X y después de la comida o de la cena, se va a andar 20 minutos, y será como si no hubiera bebido esa copa. La habrá neutralizado, la habrá eliminado.» Y como él había maquillado un poco la verdad, y en realidad ese hombre apasionado consumía tres copas y no una, adaptó la solución propuesta a la cantidad que bebía, y además del placer inmenso que le procuraban esos néctares preciosos, descubrió otro por el que también sintió entusiasmo y dependencia, primero andar y después

correr. Y, evidentemente, ha adelgazado y estabilizado el peso perdido. Ya no viene a verme, pero como es un hombre público, constato cuando aparece en televisión que hace alarde de su silueta esbelta.

3. *La actividad física genera placer*

Una actividad muscular suficiente sobre unos músculos calientes desencadena una secreción de endorfinas, un mediador químico euforizante producido en el sistema nervioso central. Para producir suficientes, hace falta un mínimo de entrenamiento muscular, pero cuando se alcanza el estado de producción de endorfinas, cuando el cuerpo que se mueve produce placer, ¡el sobrepeso deja de ser un problema duradero, el cuerpo que lo tiene le ha cogido el gusto a perderlo! Una de mis pacientes me hizo observar que nunca se había enamorado de un régimen, pero sí de su actividad física, dependiente, «enganchada», decía, rizando el rizo. En su caso, estoy casi seguro de que no tendrá dificultades para conservar el peso que perdió. Porque, según uno de mis lemas que se aplica a cualquier actividad, acción o comportamiento, pero aún más a todo lo que concierne a engordar y adelgazar: «Todo lo que se hace sin gusto cansa, todo lo que se hace sin placer rompe.»

4. *La actividad física, a diferencia del régimen, permite adelgazar sin desarrollar resistencia*

Aquí tocamos uno de los puntos esenciales en la lucha contra el sobrepeso. Todo el mundo sabe que, cuantos más regímenes se siguen, más resistente se es al régimen y más difícilmente se adelgaza. Nuestra especie nació en un momento en que había que luchar para conseguir alimento. La grasa de reserva era entonces la mejor garantía de supervivencia, y estamos programados para resistir al despilfarro de calorías y al asedio de nuestras reservas de grasas. Hoy vivimos en la abundancia, pero nuestros genes y nuestra programación no han cambiado en lo más mínimo; nuestro cuerpo está siempre visceralmente apegado a sus grasas de reserva.

De este modo, el cuerpo vive todo adelgazamiento como un expolio y un peligro frente a los cuales está programado para resistir.

¿Cómo llega a resistir? Dispone de dos medios: por una parte, gastar menos, vivir ahorrando, «a fuego lento», y por otra, aprovechar plenamente los alimentos consumidos, extraerles el meollo de la sustancia. De esta manera, conforme se van probando más regímenes, el cuerpo va aprendiendo a resistir. Esta resistencia se manifiesta en un aminoramiento del proceso de adelgazar, y cuanto más lenta es la pérdida de peso, más aumenta el riesgo de desánimo, de cansancio y de fracaso.

En este tipo de situación surge la coyuntura más peligrosa para un régimen, el rellano de estancamiento, un período en que el régimen, tan bien seguido como siempre, no produce ninguna pérdida de peso. Si no hay nada más gratificante y estimulante que el retroceso del peso, nada afecta tanto como una báscula que no ofrece la recompensa esperada. Este inmerecido y duradero estancamiento del peso es responsable de los mayores índices de abandonos y de fracasos.

Ahora bien, su cuerpo, que sabe adaptarse tan bien a la reducción de los aportes y a los regímenes, carece de los medios para resistir al gasto calórico causado por el esfuerzo físico. No está programado para eso. Puede quemar 350 calorías corriendo a ritmo moderado todos los días durante meses y perder siempre la misma cantidad de calorías. Pero si reduce en 350 calorías su alimentación, en unas semanas su cuerpo se adaptará y no adelgazará más, tendrá que pasar a 500 calorías menos o abandonar el sistema de contar calorías.

Asociar régimen y gasto físico se convierte, entonces, en el mejor medio para evitar los efectos desastrosos de la resistencia a los regímenes sucesivos.

5. *La actividad física permite adelgazar «con firmeza»*

Una musculatura cuidada refuerza la apariencia visual de firmeza incluso en las personas con sobrepeso cuya piel está tensa debido a la grasa que se acumula debajo. A igualdad de peso, un cuerpo entrenado y musculado parece más joven, más tónico, feliz, bello. Semejante cuerpo se convierte en un habitáculo agradable del que se puede estar orgulloso, frente a los demás y frente a uno mismo.

6. *La actividad física es indispensable para la estabilización a largo plazo*

Moverse permite depender menos de la restricción alimenticia, frustrante a largo plazo. Veinte minutos de andar le permitirán, por ejemplo, neutralizar una copa de vino o tres cuadraditos de chocolate. Neutralizar significa que todo es como si no se hubiera ingerido nunca. Todos sabemos que el esfuerzo aceptado para adelgazar sólo es posible si está limitado en el tiempo, si es puntual y circunscrito.

Cuando se alcanza el Peso Justo llega el momento de pasar a la consolidación y después a la de estabilización, que abre la alimentación a alimentos nuevos y la vuelve más espontánea y menos dirigida.

Pero la experiencia enseña que los azares de la vida, sus dificultades, sus tensiones y adversidades pueden desorganizar muchos caminos trazados, pues en esos momentos de vulnerabilidad lo que se busca es el calor de los alimentos más gratificantes.

El mantenimiento de una actividad física suficiente, por las calorías consumidas y a menudo por el placer, permite precisamente, por las calorías consumidas y a menudo por el placer que se obtiene, abrir más la alimentación, comer más y de manera más gratificantes.

La actividad física permite integrar con mayor facilidad los «craqueos» y «arrebatos», los «abandonos», quemarlos «en el fuego de la acción», atenuar su alcance y culpabilización.

Además, la actividad física permite mantener un ritmo, conservar un estado de ánimo, y mantener el respeto por uno mismo y por el propio cuerpo que protege de los desvíos.

Y sobre todo, por la secreción de endorfinas, que la actividad física libera a gran escala en los sujetos que la practican, debido al placer neurológico que crea, reduce la necesidad, también neurológica, de refugiarse en el placer artificial «fabricado» al comer. El caso de las mujeres deprimidas que desean ardientemente adelgazar resulta esclarecedor. A corto plazo, pueden seguir un régimen, a condición de que esté perfectamente estructurado y que haya un control suficiente. Pero no es posible prolongar este esfuerzo, sobre todo cuando se ha alcanzado el resultado. Mientras dure el estado depresivo, «no sean lo bastante felices», volverán automáticamente a una alimentación gratificante, su antídoto contra la tristeza. ¡Para ellas y más aún para las no deprimidas, hallar placer en el movimiento que quema calorías es la mejor protección contra el peso perdido!

7. *La actividad física permite «romper los rellanos de estancamiento»*
Soy nutricionista desde hace treinta años. He visto evolucionar a una generación de mujeres y de hombres que afrontaban su sobrepeso. Es cierto que, por desgracia, cada vez hay más personas con sobrepeso, como es bien sabido. Pero sobre todo he observado que la proporción de pacientes que considero «casos difíciles» y resistentes a los regímenes aumenta aún más deprisa que la de los casos simples. ¿Quiénes son esas mujeres? Sobre todo, las de más de 40 años y que se incluyen en una o más de estas cuatro categorías:

- Pueden ser mujeres para las que el sobrepeso **venga de lejos**. Me encantan cuando, apenas se han sentado ante mí en mi consulta, me dicen con una leve sonrisa de complicidad: «Doctor, tengo que decirle que he probado *todos* los regímenes.»
- También hay bastantes mujeres con una **fuerte herencia** familiar, madres que vienen a la consulta con un hijo ya corpulento y que tienen una madre, un padre, tíos o tías voluminosos y a menudo diabéticos.
- Sin duda es el caso de personas **muy pesadas, obesas**, en las que el sobrepeso es tan elevado que resulta imposible la inversión completa. Sorprendentemente, no son las más compungidas por el sobrepeso. A menudo las veo menos obsesionadas que las «casi

perfectas» que luchan desesperadamente contra unos kilos de más que las torturan.

- Por último, son casi siempre **grandes sedentarias** que viven el mundo en su modernidad, en un tiempo comprimido en el que la precipitación, la acumulación de tareas y la fatiga las vuelven alérgicas a cualquier esfuerzo suplementario.

Son estas mujeres, resistentes a los regímenes, las que, cuando deciden adoptar uno nuevo, saben que son vulnerables. Se lanzan con todas sus fuerzas y pierden con bastante rapidez los kilos fáciles, sobre todo en caso de gran sobrepeso. Lentamente se va instalando la resistencia, la pérdida se aminora y llega un día en el que el cuerpo resiste un poco más que los otros y se interrumpe la pérdida de peso. Se trata de los famosos rellanos de estancamiento de alto riesgo. El régimen se sigue con el mismo rigor pero el equilibrio se mantiene inmóvil. El peligro, en estos casos, consiste en que la motivación se tambalee y resurja la tentación, así se producen pequeños desvíos que favorecen el estancamiento. Una gran cantidad de estos «estancados» ceden, vuelven, se instalan en la irregularidad y tarde o temprano abandonan.

En estos casos, lo principal es asegurar que no hay ningún desarreglo hormonal ni insuficiencia tiroidea capaz de detener los mejores regímenes, ni una retención de agua preocupante.

Si se descartan estos aspectos, no hay que relajar el régimen en modo alguno, sino reforzarlo.

En los casos en que haya gran riesgo de abandono, el papel de la actividad física resulta *crucial*.

Un organismo que se vuelve resistente, que reduce los gastos y sobre todo que aprovecha plenamente los alimentos, puede bloquear el adelgazamiento el tiempo suficiente para llevar al fracaso. Pero si, en esta situación de bloqueo en la que las fuerzas presentes se equilibran como los dos platillos de una balanza, surge una dosis de «actividad física prescrita», le dará un empujón al cuerpo y romperá este equilibrio. ¡La resistencia cede, el platillo se hunde, el astil de la balanza se inclina, la partida está ganada, el peso baja, vuelve la moral, se refuerza la fidelidad al plan, el círculo vicioso se convierte en círculo virtuoso!

Es cierto que en la persona empecinada, el mantenimiento del régimen habría terminado por producir sus efectos, pero con grandes riesgos, porque es difícil prever la duración de una fase de estancamiento.

En estos casos, y para reducir la espera que cuesta motivación, prescribo lo que denomino **«una operación puñetazo»**, algo así como una operación de comando muy breve:

- Volver a 4 días PP, régimen de ataque estricto.
- Beber dos litros de agua poco mineralizada.
- Comer con el mínimo de sal posible.
- Irse a dormir lo más temprano posible: el sueño de antes de medianoche es mucho más reparador que el posterior.
- Añadir un drenante vegetal al agua para eliminar una retención de agua camuflada.
- Y SOBRE TODO, ANDAR 60 MINUTOS DIARIOS DURANTE ESTOS 4 DÍAS.

Estos seis elementos constituyen mi receta de choque contra el estancamiento. Y a menudo el elemento decisivo es el andar. Así, si un día sufre este estancamiento, no olvide esta prescripción y sepa que en el curso del adelgazamiento es constante y prácticamente inevitable pasar por un rellano de estancamiento. Lo que importa es salir de él, y este papel corresponde a la actividad física.

Al permitir adelgazar más y mejor, más deprisa, con más firmeza y más belleza, la actividad física contribuye mucho a la realización de un proyecto personal y a la OBTENCIÓN DEL ÉXITO. Y no se puede ignorar que el éxito es una de las principales causas de la felicidad y la realización personal, uno de los placeres y una de las gratificaciones más vinculadas a la autoestima y al bienestar.

Lo que equivale a decir que la actividad física constituye una parte CONSIDERABLE del proceso de adelgazar.

Fue al constatar en el día a día la eficacia excepcional de una actividad física sencilla, pero prescrita con carácter obligatorio, cuando decidí introducir este nuevo frente de la ACTIVIDAD FÍSICA PRESCRITA, LA «AFP», en el plan de acción y en este libro que contiene su esencia.

Desde hace diez años, desde la primera edición en francés de *No consigo adelgazar*, tras constatar las reacciones, las múltiples adhesiones, la aparición de tantos partidarios y benefactores que reivindicaban el papel del relevo y después, de ver y leer la enorme cantidad de cartas que recibo, pensé que el método que había creado fragmento a fragmento había encontrado su forma última y definitiva, y podía, por su cuenta, convertirse progresivamente en una referencia en la lucha contra la plaga del sobrepeso. Y no era así; hoy debo reconocer que este protocolo físico no es un simple añadido, una mejora marginal, sino un injerto que cambia radicalmente su naturaleza y resultados. El método, bicéfalo, es en adelante una pinza destinada a sujetar el sobrepeso e impedirle que se refugie en los pantanos del estancamiento del peso.

Estoy seguro de que si los que intentan adelgazar supieran DE VERAS el alcance, el interés enorme, capital, esencial, indispensable, ABSOLUTO, de la actividad física en la búsqueda de una pérdida de peso, le consagrarían tantos esfuerzos o más que al régimen. Desde que «prescribo» la actividad física como si fuera un medicamento, con su posología y su frecuencia, y explico y demuestro su interés, con pruebas de apoyo —comparación del régimen solo y el régimen combinado con actividad física—, constato que los más recalcitrantes, los más perezosos, los más agobiados y sobre todo los más resistentes a los regímenes lo suscriben plenamente, sorprendidos por los resultados y, aún más, afirman haberlo sabido siempre, pero sin acabarlo de creer. Y es en esta diferencia entre saber y creer donde reside el interés de la prescripción.

A usted, lectora, lector, le pido que cambie de actitud respecto a la actividad física; se trata de un arma indudable que aún no ha prestado todo su servicio.

Puedo y debo asegurarle que si sigue mi plan en 4 fases, desde su fase de ataque a la estabilización definitiva, y mi plan de actividad física prescrita, obtendrá el Peso Justo y lo conservará, independientemente de su grado de resistencia a los regímenes. No sólo habrá perdido peso, se habrá curado del sobrepeso, y por mi parte, le consideraría fuera de las estadísticas del sobrepeso.

Práctica cotidiana del plan AFP: actividad física prescrita

La ineficacia de la incitación a moverse se debe a que nadie cree en ello, ni los médicos que prescriben las curas de adelgazamiento ni los que las siguen. Hasta ahora, quienes prescriben se han limitado a recitar los consejos de la sensatez de lo políticamente correcto: «Trate de moverse un poco más, dedíquele tiempo, haga un esfuerzo». Formulados así, estos consejos no tienen NINGUNA opción de ser seguidos porque, como es evidente, quien los emite no cree verdaderamente en ellos. A pesar de que los gastos calóricos y los múltiples beneficios de la actividad física ponen de manifiesto lo obvio, el modelo económico y el modo de vida de nuestras sociedades están más decantados hacia la comercialización de los múltiples robots que ayudan al hombre y erradican el esfuerzo. Hace más de cincuenta años que se simula luchar contra el sobrepeso e indignarse por su aumento. Hoy en día, en numerosos países, más de la mitad de la población tiene sobrepeso, y países como Francia se acercan lentamente a esta media estadística. Frente a esta evolución, se plantea una grave y trascendente cuestión a la humanidad: ¿Hay que aceptar que nuestra especie evoluciona hacia un modelo de sobrepeso, que es una especie convertida en adiposa a fuerza de comer demasiado para compensar la estridencia del mundo actual? Hay un precedente: el caso de los cetáceos para adaptarse al frío de los océanos. ¿O debemos rechazar la obesidad y tenemos los medios? Sinceramente, creo que la sociedad, sin formularse conscientemente la pregunta, se inclina por defecto por tolerar el sobrepeso generalizado. Sin duda oirá a ministros, a responsables de hacer sonar la alarma respecto a la superabundancia alimenticia y el sedentarismo, pero no se hace nada efectivo para oponerse a ella. ¿La eterna cuestión de la colmena y la abeja, de la sociedad y el individuo?

Ya conoce mi postura porque lee un libro que propone el rechazo del sobrepeso y los medios de plantearle oposición. Estoy resueltamente a favor de la abeja que se deleita libando el cáliz de las flores y el perfume de su polen, y deja en segundo plano la miel y la cera acumuladas en el fino fondo de la colmena. No le extrañará, pues, que trate de optimizar el método al que he consagrado toda mi energía desde el día en que mi paciente obeso me situó en esta trayectoria. Y veo en la actividad física el elemento estratégico que, asociado con mi régimen, permite elegir personalmente cómo será su cuerpo e imagen, negarse a entrar en el planeta de los gordos. Por eso le pido que deseche el impreciso concepto de moverse más y comer menos que, asociado al de las cinco frutas y verduras sirve de coartada y de buena conciencia a nuestros responsables. Si de veras desea adelgazar con el máximo de eficacia y duración y el mínimo de frustración, debe seguir las consignas de actividad que he reducido a su formulación mínima y que he integrado en las cuatro fases de mi plan.

El argumento de falta de tiempo, que hasta hoy es el que se ha invocado con más frecuencia para evitar o esquivar la actividad física y limitarse al régimen es una mala excusa. La experiencia demuestra que quienes desean adelgazar se imponen unos cuidados del cuerpo y de belleza infinitamente más exigentes y medidos que la actividad física. Aquí todo tiende esencialmente a la convicción profunda de que la actividad física tiene un verdadero papel concreto en el proceso de adelgazar, que no es un simple ayudante del régimen sino que compone con él una alianza que dobla las opciones de éxito del adelgazamiento a corto, medio y, aún más, largo plazo.

El protagonista de la actividad física: caminar

Si sólo hubiera que prescribir una actividad, sería caminar. ¿Por qué?

1. *Caminar es la más natural de todas las actividades humanas*
Para los antropólogos, el hombre abandonó su condición de gran simio al erguirse sobre sus dos miembros inferiores y caminar. Desde ese momento decisivo, todas sus actividades han quedado profundamente modificadas: los desplazamientos, la defensa, la caza y el uso de las manos liberadas han interactuado con su cerebro para hacerlo más complejo, y han abierto la puerta a la inteligencia, a la conciencia, al lenguaje y a la cultura. Esto indica hasta qué punto el caminar está inscrito en la trama inaugural de nuestro cerebro, de nuestros primeros comportamientos.

En este contexto desnaturalizado y estresante, caminar ha pasado a ser una pérdida de tiempo y una carencia provechosa para los fabricantes de movimiento asistido y, en el contexto económico actual, una actividad que hay que evitar y desvalorizar. ¡Por qué caminar si hay escaleras mecánicas, ascensores, bicicletas, motos, coches, patinetes eléctricos!

Pero precisamente es andar lo que he elegido como mejor aliado en la lucha contra el sobrepeso, porque nuestra humanidad no sólo prevé andar, sino que lo espera. Verdadera celebración de los orígenes, andar, inscrito en nuestra naturaleza y nuestros genes, es uno de los medios más eficaces para luchar contra la artificiosidad de nuestro modo de vida. Andar nos obliga a seguir siendo humanos, a utilizar nuestro cuerpo para desplazarnos, y nos recompensa secretando endorfinas que demuestran el placer que produce la satisfacción del cuerpo. Así, caminar es hacerse un bien, y se le va cogiendo el gusto y termina por ser necesario.

2. *Caminar es la más simple de todas las actividades físicas*

Toda persona en su fase embrionaria en el vientre materno reproduce a ritmo acelerado la larga evolución del mundo animal, de los peces a los mamíferos y a los simios. Cuando nace la persona, sigue desarrollando su programación y aprende a mantenerse en pie y después a andar. Desde sus primeros pasos, el niño parece decir a sus padres: «Soy de los vuestros.» A partir de este instante, el hombre anda como respira, del modo más sencillo del mundo: «Basta con poner un pie delante del otro y repetirlo». Esta simplicidad es un triunfo de gran importancia porque reduce considerablemente la sensación de esfuerzo en beneficio de la de desplazamiento en el espacio propicia al hallazgo y al encuentro. En realidad, andar es tan simple y automático que permite casi cualquier otra actividad simultánea. Al mismo tiempo que se camina se puede pensar, organizar la jornada, comunicar, hablar a alguien que ande al lado o telefonear. La vida no se detiene cuando se anda.

3. *Caminar es la actividad que cansa menos y la que más personas pueden practicar*

Es posible andar horas sin cansarse. El esfuerzo se reparte uniformemente en extensiones musculares y óseas muy grandes. Para hacer senderismo, basta con disponer de buen calzado, pero para un paseo normal que damos con vistas a optimizar el adelgazamiento, va bien cualquier calzado, incluso los femeninos con tacones. Y andar no produce transpiración, y puede practicarse de improviso con cualquier ropa. No hay necesidad de prendas deportivas, ducha ni cambio de ropa.

4. *Caminar es la actividad humana que moviliza simultáneamente el mayor número de músculos*

Es difícil darse cuenta de la complejidad de esta acción tan natural y espontánea. Ha sido necesaria una colosal inversión en cibernética para analizarla y reproducirla en robots de ciencia ficción o para ayudar a los discapacitados físicos. Además, los músculos más implicados en el andar son los «grandes portadores» del organismo, es decir, los mayores consumidores de calorías.

Los músculos más implicados son:

- Los cuádriceps. Ocupan la parte anterior del muslo y son, con mucho, los músculos más grandes del cuerpo. Son ellos los que levantan e impulsan el muslo y la pierna hacia adelante.
- Los isquiotibiales, que forman la parte posterior del muslo, vuelven a llevar hacia atrás el miembro inferior.
- Los glúteos, músculos muy potentes y voluminosos encargados de acabar el movimiento del paso hacia atrás. El debilitamiento habitual de estas masas musculares pone de manifiesto crudamente el insuficiente uso de estos músculos y de su función principal: andar.
- Los abdominales, que participan activamente en el caminar, y se contraen a cada paso adelante.
- Los gemelos, músculos de la pantorrilla, menos grandes y más finos, pero de los más activos durante el paso.

Los músculos participantes secundarios:

- Los estabilizadores de la pelvis. Forman una corona muscular que rodea la pelvis para evitar que se hunda estando en posición vertical. Abductores exteriores y abductores interiores, abdominales delante y espinales detrás.
- Los músculos tibiales anteriores simétricos delante de los músculos de la pantorrilla. Levantan el pie para evitar que tropiece o rasque el suelo en el cambio de paso. Andar desarrolla mucho estos músculos.

- Los músculos de los brazos y los hombros, que participan menos que los otros en el andar simple pero pueden ser muy activos en la marcha atlética y la nórdica.

El reagrupamiento y la actividad simultánea de todos estos músculos explican el coste calórico de una actividad que pone en juego tantos músculos tan ávidos de calorías.

5. *Caminar es la actividad física que más adelgaza*
Tal vez extrañe, pero andar quema tantas calorías como el tenis y muchos otros deportes. Debe esta optimización del gasto energético al hecho de que es una actividad fluida e ininterrumpida, mientras que en el curso de una partida de tenis la mitad del tiempo consiste en parones del juego y tiempos de espera de retorno de las pelotas.

También debe la optimización del gasto al hecho de que está completamente integrada en lo cotidiano y puede decidirse de improviso, en cualquier momento de inactividad o para ocupar un tiempo muerto, en cualquier lugar y a cualquier hora del día y de la noche. Es infinitamente más accesible que una pista de nieve o un campo de fútbol.

6. *Caminar es la actividad física más útil en la estabilización definitiva*
Es la única actividad que, si demuestra su interés durante el adelgazamiento, puede aceptarse en el núcleo adquirido de las nuevas costumbres que hay que conservar en la fase de consolidación, y con muchísima más eficacia a largo plazo durante el período crucial de la estabilización definitiva. Por todas las razones mencionadas anteriormente —fácil, simple, natural, sano y sin peligro—, andar es la actividad cuya práctica se acepta más fácilmente porque, como he dicho, ¡andar es como respirar!

7. *Caminar es la única actividad física que los obesos pueden practicar sin riesgo.*
Y eso, con unos resultados y una eficacia proporcionales al sobrepeso que transportan y sobre todo sin riesgo de lesión ni mal cardiovascular. No hay que olvidar nunca que el peso de un obeso o incluso el de una persona con sobrepeso representa una carga. Llevar 5 kg de más puede considerarse un deporte por sí mismo, pero a condición de desplazarlo al andar. Eso es exactamente lo contrario de lo que ocurre en actividades físicas como la natación o el ciclismo, en que el peso no se lleva y la actividad se practica casi en la ingravidez. Cuanto más gordo se está, más interesa andar.

8. *Por último, caminar es la actividad que protege mejor frente al envejecimiento.*
El cuerpo no sufre el hecho de andar, que está íntimamente integrado en la naturaleza humana, sino que **lo espera**. Andando, se ejercen de manera óptima la mayoría de las grandes funciones del organismo: circulatoria, respiratoria, hormonal, mental, actividad de huesos y músculos. A falta suya, todas estas grandes funciones están menos aseguradas y el cuerpo envejece más deprisa. Así, andar treinta minutos al día, además de facilitar el adelgazamiento y la estabilización del peso, permite vivir más tiempo en mejor estado. Además, la marcha está profundamente implicada en la salud mental, es la actividad física que, a igualdad de esfuerzo, induce la secreción de mediadores químicos más fuerte para el cerebro. Es el caso de las endorfinas, mediadores cerebrales del placer, y el de la serotonina, «la hormona de la felicidad», cuya carencia está implicada en la génesis de la depresión.

Cómo andar en el curso de las cuatro fases del régimen

Debe de haber comprendido al leer estas páginas por qué le animo a andar y a proteger esta actividad natural sin la que pierde una parte de su humanidad, y que, a corto y largo plazo, reduce la amplitud de su acceso a la felicidad.

En el esquema de este régimen, andar debe estar asociado al régimen teniendo en cuenta la especifidad y la misión propia de cada una de sus fases.

En la fase de ataque, cuya duración varía de 2 a 7 días, hasta 10 días en algunos casos, andar es prácticamente la única actividad prescrita posible que permite maximizar los resultados sin acarrear fatiga y sin aumentar el apetito.

En fase de ataque, la misión es arrancar como una flecha y obtener una pérdida de peso lo bastante fulgurante para asentar la motivación. En un contexto de esfuerzo como éste, **prescribo andar en dosis de 20 minutos al día.** Salvo costumbre y aficiones particulares anteriores, no se recomienda hacer más NI MENOS.

En general, dos días de PP implican una pérdida media de entre 800 g y 1 kg y 1,2 kg si además se anda. A las personas obesas, sobre todo si tienen caderas, rodillas o tobillos frágiles, les aconsejo fragmentar este ejercicio en dos dosis de 10 minutos cada una.

En fase de crucero, la misión es mantener la pérdida de peso contra viento y marea frente a un cuerpo que, sorprendido por el ataque, intenta reconquistar y resistir. Para luchar contra este riesgo, **prescribo andar en dosis de 30 minutos al día.** En el curso de esta fase, andar es especialmente indispensable. Sí, tal vez haga frío. Sí, puede parecer que le falte tiempo, pero no haga caso y salga a andar; puedo asegurarle que el beneficio y el descuento superan con creces lo que pueda imaginar.

En el curso de esta fase, inevitablemente, habrá momentos en que, a igualdad de régimen, su cuerpo frenará en seco y llegará a reducir y después a detener su pérdida de peso, en lo que todos los especialistas en regímenes llaman «el estancamiento». Para quienes tengan necesidad de un mensaje tranquilizador sobre su equilibrio para dopar su motivación y ocultar el cansancio y la frustración, esta interrupción reclama y después cuestiona y después desestabiliza y hasta puede llevar al abandono y al fracaso. En caso de estancamiento inmerecido y no explicado por una causa perfectamente identificada como, por ejemplo, una fuerte retención de agua, una insuficiencia tiroidea, un desequilibrio hormonal o una toma de medicamentos que engordan (cortisona, antidepresivos...), conviene, a lo largo de 4 días, pasar de 30 a 60 minutos de andar al día. Existe la posibilidad de fragmentar esta hora de andar en dos períodos de 30 minutos.

En fase de consolidación, la misión es pasar por un cedazo de transición entre el régimen absoluto y el no régimen. Algunos esperan este momento con impaciencia; los más numerosos son quienes temen la apertura del régimen y la reintroducción de alimentos que tienen miedo que les hagan perder lo que han logrado. Siempre me asombra ver a mujeres y hombres que antes comían desmesuradamente o sin orden y que me preguntan por qué han de salir del tranquilizador cuadro de las proteínas y las verduras, donde poseían un territorio limitado pero perfectamente claro que les daba seguridad y les evitaba las tentaciones. Porque hay que recuperar la espontaneidad en la alimentación y ser adultos en lo alimenticio.

En la consolidación, prescribo andar en dosis de 25 minutos al día, no negociables. Es un período muy importante, a cuyo término no sólo se habrá alcanzado el peso objetivo, sino que se habrá consolidado; andar es de la máxima importancia, hágalo.

En fase de estabilización, la misión es retomar el curso de la vida cotidiana y nunca más volver a engordar. Este «nunca más» impone una prescripción mínima, pero también definitiva. Es cierto que la palabra «definitiva» es inquietante, pero puedo asegurarle que quienquiera que oculte su predisposición a engordar en el origen del sobrepeso inicial recuperará ese sobrepeso. Adelgazar no modifica el cuerpo que ha adelgazado. Para proteger el peso conquistado es necesario quererlo, ver en el régimen de consolidación completo una base alimenticia, de seguridad, un reagrupamiento de referencias que compongan una alimentación sana, frugal pero altamente asegurada. A partir de esta base, todo lo demás se deja a la espontaneidad alimenticia salvo tres medidas que levantan un muro de seguridad que impida la vuelta atrás. Ya sabe cuáles son pero siempre conviene recordar lo esencial: los Jueves de Proteínas, la renuncia a los ascensores y las tres cucharadas de salvado de avena.

Y en esta fase, que yo considero CON MUCHO la más importante, **prescribo andar en dosis de 20 minutos al día.** Es poco, muy poco, porque es el umbral de la humanidad corporal más allá de la cual se pierde la humanidad.

Una gran palabra, pero una realidad que se manifiesta en reacciones indirectas y lejanas pero gravísimas, puesto que amenazan con restringir el acceso a la felicidad y al bienestar.

1. En fase de ataque, andar 20 minutos al día.
2. En fase de crucero, andar 30 minutos al día.
3. Si el estancamiento es superior a los 7 días, pasar a 60 minutos al día durante 4 días.
4. En fase de consolidación, andar 25 minutos al día.
5. En fase de estabilización definitiva, mantener en todo caso 20 minutos de andar al día.

La mejor manera de andar

El andar que va asociado a mi régimen, para optimizar los resultados, no es ni una marcha especializada como la nórdica ni la que se practica yendo de compras. Es una marcha de alerta, un poco como la que se practicaría si hubiera que ir a echar una carta al correo antes de trabajar y no hubiera tiempo que perder. Ni más ni menos.

Por otra parte, la marcha puede optimizarse modulando los horarios y asociando ciertos apoyos específicos.

Andar a paso digestivo

Andar inmediatamente después de la comida aumenta un 30 % el gasto calórico. Si en la media hora que sigue a la comida se levanta para andar, no sólo quemará lo que es necesario para el andar en sí, sino que, al mismo tiempo, elevará el efecto térmico de la digestión y el calor del cuerpo, lo que reduce en la misma medida el valor calórico de la comida. Y cuanto más abundante haya sido la comida —festiva o errónea—, más elevado será el gasto. Aquí dispone de un medio, modesto, de reparar sus eventuales desvíos del programa en el curso del régimen.

Andar marcha atrás

No se trata de desplazarse hacia atrás sino de utilizar el tiempo de atrás de la marcha para aumentar el gasto calórico y muscular los músculos «olvidados».

Las personas que caminan habitualmente lo hacen mirando hacia delante y buscando instintivamente el apoyo delante: es lo que se llama el tiempo delante de la marcha. Se lanza el pie y el muslo sigue mientras la otra pierna va pasivamente atrás. Este tiempo delante del movimiento hace trabajar sobre todo a los famosos cuádriceps, músculo de la parte delantera del muslo, de lejos el músculo más grande del organismo. Hace trabajar también los abdominales y el tibial anterior pegado a la tibia, y que se levanta a cada paso por delante del pie para evitar que «arrolle» al suelo.

Para mejorar la marcha, para elevar su coste calórico y tonificar músculos a menudo olvidados, hay que hacer trabajar los músculos que se ocupan del tiempo de atrás de la marcha. Cuando el pie finaliza su paso hacia delante y vuelve a la vertical y la atraviesa pasivamente para empezar el paso atrás, ocúpese de él para que sea un tiempo activo. A tal efecto, en vez de dejar que el pie remonte hacia lo alto como un péndulo, mantenga el pie en el suelo por una contracción del glúteo y del músculo de detrás del muslo. De esta manera dobla el coste calórico al multiplicar por dos los músculos implicados, y la marcha requiere la intervención tanto de la parte trasera como de la anterior del cuerpo para el mismo tiempo de esfuerzo.

Camine manteniendo la posición erguida

Es un complemento maravilloso que beneficia a todas las edades. Ir derecho: seguro que lo ha oído en la niñez, y tal vez lo recuerde de la escuela. Olvídelo, porque no se trata de un ejercicio sino de un modo de ir por la vida. Veamos. Para empezar, ¿qué es exactamente ir derecho? Sencillamente, tener la cabeza alineada con el busto y el cuello bien estirado, los hombros liberados atrás y hacia abajo.

Para las jóvenes y las adolescentes, andar con esta posición del busto y de la cabeza es muy original y confiere refinamiento, elegancia natural y clase. Es inútil decir que estos atributos, raros, son eminentemente seductores y valorizadores. Sin contar con que ir derecho, si no se tiene por costumbre, consume mucha energía porque esta postura pone en movimiento una impresionante cantidad de músculos.

Para una mujer o un hombre de más de 50 años, ¡ir derecho y aún más andar derecho rejuvenece! ¿Cómo? Haga una experiencia muy simple: mire a su alrededor. Uno de los primeros signos de envejecimiento después de las arrugas, la descoloración del cabello y el hundimiento de la parte inferior del rostro, es la postura encorvada hacia delante y el cuello encogido. Personalmente, creo que ir encorvado envejece mucho más la silueta que el sobrepeso.

Así pues, adelgace siguiendo el régimen y andando, pero añada esta postura elegante y con clase infinitamente más rara que la delgadez. Basta con expandir el busto echando los hombros hacia el exterior y relajándolos hacia abajo levantando la cabeza para alargar el cuello.

Los cuatro movimientos clave del método para cuatro pérdidas de firmeza de un cuerpo que adelgaza

Demasiadas elecciones eliminan las elecciones

Cuando el proyecto Adelgazar ha cobrado sentido en el espíritu de una persona con sobrepeso, ésta abandona un extremo por otro. El gordo sabe muy bien que el desencadenante que lo moviliza tiene un momento concreto y trata de asentarlo y reforzarlo. Por eso numerosos sedentarios buscan medios mágicos de acelerar sus gastos físicos. Y encuentran un sinfín de movimientos, una avalancha de propuestas cuyo número, combinado con su incapacidad de elegir, los paraliza.

A lo largo de mi vida de practicante enfrentado al sobrepeso, he desarrollado, de acuerdo con mi naturaleza profunda y mi carácter, una aptitud de hacerme cargo de mis pacientes y una predilección por darles un esquema directivo. No por un afán autoritario, pues sin duda prefiero la proximidad afectiva y la asistencia, sino porque estoy convencido de que las consignas simples, concretas, sin ambigüedades, fiables y directivas mejoran mucho el seguimiento y el cumplimiento de esas consignas. Por eso he seleccionado cuatro movimientos que son los más adecuados para dos preocupaciones: la pérdida de peso mediante la mayor cobertura de los sectores musculares y la intensidad de su combustión calórica. Y en la misma medida para responder a la demanda de pacientes cuya pérdida de peso implica una pérdida de firmeza y un «exceso de piel» en cuatro territorios en los que la piel sufre más: el vientre, los brazos, las nalgas y los muslos.

Las cuatro zonas de pérdida de firmeza del cuerpo que adelgaza

Vientre relajado e hinchado	Brazos fláccidos y colgantes
Nalgas blandas y caídas	Muslos destensados

Las cuatro zonas vulnerables de un cuerpo que adelgaza

Más allá de una pérdida de 8 kg, hay una carrera entre la grasa que se elimina y la piel que se retrae. De hecho, la grasa se funde más deprisa de lo que la piel puede reajustarse, el sobre no es lo bastante retráctil para su contenido. Y esta dificultad de reajuste es todavía más notable en las zonas donde la piel es más fina o ha sido más estirada.

Así, hay cuatro territorios de cuya pérdida de elasticidad y exceso de piel se quejan a menudo las mujeres:

- El vientre relajado e hinchado. Cuando se adelgaza, la pérdida de peso y de tejido adiposo afecta tanto al exterior como al interior, la capa de grasa situada sobre los músculos abdominales y la grasa interior que rodea las vísceras. Cuando la grasa interna se funde, los músculos están menos tensos y el vientre parece relajarse y sobresalir. Y cuando la grasa externa se funde, es la piel la que resulta menos firme. Después del adelgazamiento, la piel se retrae, pero tan lentamente que necesita seis meses para lograr su mejor tonicidad. Más allá, no cabe esperar mejora, pero no hay que intentar nada radical antes. En cuanto al aspecto hinchado del abdomen, se debe a un relajamiento de la pared muscular. Para tonificarla y recuperar un vientre plano y musculado, hay que trabajar el cinturón abdominal con los clásicos ejercicios de abdominales. Hay muchos, demasiados para el usuario no asesorado. Yo he creado el mío, sólo propongo uno, que es suficiente pero que hay que practicar obligatoriamente a diario.
- La parte posterior de los brazos. Básicamente, quienes tenían los brazos gordos antes de adelgazar eran las mujeres, que se quejan de su pérdida de firmeza. Después de adelgazar, los brazos son menos voluminosos, pero la piel no ha seguido y la parte posterior de los brazos cuelga. También aquí utilizo un único movimiento a fin de simplificar y aclarar la consigna.

- Las nalgas flojas y caídas. Las nalgas de mujer están naturalmente ocupadas en su mitad por grandes músculos y en su otra mitad por un espeso cojín de grasa que facilita a la vez la señalización sexual y la comodidad en la posición sedente. La mujer urbana sedentaria muestra una atrofia de los músculos glúteos, y cuando adelgaza pierde muy deprisa el cojín adiposo. Se encuentra con nalgas blandas y caídas que le hacen perder gran parte de su atractivo. Para este caso muy frecuente, utilizo un movimiento completo, único pero suficiente.
- Los muslos destensados. Este reblandecimiento concierne sobre todo a las mujeres ginoides que engordan en la parte baja del cuerpo: caderas, muslos y rodillas. Cuando la pérdida de peso es considerable, los muslos adelgazados están menos firmes, y su revestimiento cutáneo está mucho menos tenso. También aquí prescribo un solo movimiento capaz por sí solo de desarrollar la masa de cuádriceps, el músculo más grande del organismo, y retonificar a fondo el perfil del muslo.

1. El especial Régimen Dukan

Este movimiento es mi navaja suiza, un movimiento que creé al principio para mi uso personal y que practico desde hace veinte años. Lo prescribo desde hace cerca de tres años a mis pacientes, que lo han adoptado en gran número. Considere este ejercicio un universal que posee la mejor relación eficacia-facilidad-zonas musculares implicadas. Si, aparte de andar, sólo puede conservar un movimiento o ejercicio, le pido que elija éste. ¿Por qué? Porque es sencillo, fácil de practicar. Porque es muy fácil integrarlo en la vida cotidiana. Breve y rápido, puede o debe practicarse en la cama, una vez por la mañana al despertarse y otra por la noche al acostarse. Porque tiene una eficacia excepcional. Y, por último, porque permite hacer trabajar una gran variedad de grupos musculares: abdominales, muslos y brazos. Veamos:

En la cama, al despertar o después de desayunar, coloque una almohada larga y un cojín de modo que formen un plano inclinado cómodo. Estírese colocando la espalda en este plano inclinado. Flexione las rodillas y aguantelas con los brazos tendidos de la manera que le resulte más agradable, agarrando por debajo o por el lado interior o exterior. Desde esta posición semitendida, enderece el busto hasta la vertical haciendo fuerza solo con los abdominales sin utilizar los brazos. A continuación descienda hasta entrar en contacto con el plano inclinado que forma el cojín sobre la almohada.

Trate de efectuar 15 movimientos sin recurrir a los brazos.

Después de estas 15 flexiones, vuelva a partir de cero, elevándose ya no con los abdominales sino con los brazos. Suba el busto hasta la vertical tirando exclusivamente con los bíceps, que son mucho menos fuertes que los abdominales. Pero intente efectuar 15 más, lo que sumará 30 en total por la mañana, un buen comienzo.

Por la noche, al acostarse, reprenda exactamente la misma serie, y sumará 60 movimientos dobles, con lo que desde el primer día habrá adquirido una primera base firme de la pared abdominal y los bíceps. Este doble movimiento, que implica también los músculos de los muslos, ocupa poco más de un minuto por la mañana y lo mismo por la noche.

Intente todos los días hacer un poco más, aumentar en uno los movimientos con los abdominales y en otro los de los brazos, por la mañana y por la noche, es decir, 31 + 31 el segundo día, 32 + 32 el tercero y 36 + 36 al término de la primera semana. El objetivo es llegar a 70 + 70 al fin del primer mes y, con el tiempo, llegar a 100 por la mañana y 100 por la noche. Ya verá como los 200 ejercicios sólo ocupan tres minutos de su tiempo, lo que no es muy invasor.

En este momento, constatará que gracias al ejercicio poco extenso pero de una eficacia inverosímil, ese vientre que consideraba blando e hinchado se volverá tónico y liso.

2. El especial glúteos

Es otro movimiento que practico todos los días inmediatamente después del primero, siempre en la cama, porque es su complemento lógico y continuación coherente. Es de una eficacia formidable porque si se efectúa durante una temporada larga, todas las mañanas y todas las noches, percibo los efectos inmediatos, las nalgas, la parte inferior del brazo y la posterior de los muslos entran en calor muy deprisa, muy intensamente, y siento que se tonifican con gran rapidez. Además, presenta a mi parecer la gran ventaja de ser divertido, porque, como verá, produce la misma sensación que el trampolín. Por último, igual que el primero, pone en acción no sólo los glúteos sino también los músculos de la parte posterior de los muslos, los isquiotibiales y los músculos de la parte inferior de los brazos. Lancémonos:

Comience por apartar la almohada y el cojín, porque el movimiento se practica sobre una superficie horizontal. Tiéndase sobre la espalda y coloque los brazos estirados al lado del cuerpo sobre la cama. Doble las rodillas llevando los pies hacia las nalgas hasta formar un ángulo recto.

A partir de esta posición, apoyándose sobre los brazos estirados y sobre los pies, haga un puente elevando las nalgas hacia el techo hasta que el busto y las piernas estén alineados en una perfecta línea inclinada. Una vez logrado este alineamiento, vuelva a bajar rápidamente hasta rebotar sobre el colchón y vuelva a subir para recobrar la rectitud del puente. Es el efecto trampolín que facilita un poco el movimiento y permite ejecutarlo hasta que se siente que el calor y la tonicidad invaden la gran zona de la parte inferior del brazo, los glúteos y la parte posterior de los muslos. ¡Un movimiento magnífico!

También aquí hay que comenzar por 30 movimientos y volver a empezar la serie por la noche al acostarse. Esto ascenderá a 60 movimientos al día, es decir, poco más de un minuto y medio, porque los movimientos se encadenan muy deprisa en círculo. Si no logra realizar estos 30 movimientos, tiene una pelvis y unos glúteos muy pesados y sobre todo una musculatura floja, insuficiente o atrofiada por el sedentarismo. En este caso, no se preocupe, reduzca la cantidad de movimientos y sepa que estos músculos tienen una formidable capacidad de adaptación: a la larga lo conseguirá. Sin embargo, trate de no bajar de 10 elevaciones por la mañana y 10 por la noche, porque esta dificultad demuestra que lo necesita mucho.

Después, como en el ejercicio anterior, trate de añadir un movimiento más cada día, hasta alcanzar los 100 por la mañana y los 100 por la noche. En este estadio habrá recuperado un busto y una pelvis a la vez afinados por la pérdida de peso y tonificados y musculados por la combinación de estos dos ejercicios excepcionales.

3. El especial muslos

Este movimiento presenta un doble interés: por una parte es el que consume más calorías porque moviliza el mayor músculo del organismo, el cuádriceps, que, como su nombre indica, está compuesto de cuatro haces musculares; por otra, interviene en una de las zonas donde más a menudo se infiltra la celulitis y donde la pérdida de peso y el relajamiento que ésta induce pueden ablandar la celulitis, que es lo peor que le puede pasar.

El objetivo que se persigue con este movimiento es, pues, quemar calorías y al mismo tiempo ocupar con músculos fuertes y densos el espacio que ha abandonado la grasa perdida. Hay numerosos ejercicios basados en el trabajo de los músculos de los muslos; éste es a la vez el más simple y eficaz, y así cumple mi principio del movimiento único.

Para practicarlo, colóquese de pie si es posible frente a un espejo, con los pies un poco separados a fin de tener un mejor apoyo, y sosténgase con las manos puestas sobre una mesa o un lavabo. Póngase en cuclillas lentamente flexionando las rodillas hasta que los glúteos toquen los talones. Después incorpórese para recuperar la posición inicial.

Este movimiento es difícil pero sumamente eficaz. Depende por definición de su peso, de su localización y del entrenamiento. Si pesa mucho —más de 100 kg—, tendrá problemas para efectuar incluso uno. En este caso, esboce el movimiento sin completarlo, haga lo que pueda y la progresión le servirá para poner a prueba su pérdida de peso y la repercusión en su actividad física. Con el paso de los días y las semanas, a fuerza de adelgazar y entrenarse, llegará el momento en que podrá efectuar su primer movimiento completo. El segundo llegará muy deprisa, y ya tendrá la vía abierta hacia el ideal para una persona con sobrepeso, la serie de 15 que indicará que ya no está muy lejos de su Peso Justo.

Si sólo sufre sobrepeso y es capaz desde el primer día de efectuar como mínimo un movimiento, llegará a los 15 en dos días añadiendo un movimiento más cada vez que le sea posible, y prohibiéndose retrocesos, salvo para dejar que los músculos se recuperen un poco y recobren el nivel de rendimiento del día anterior. Cuando haya concluido la primera serie de 15, emprenda la de 30, pero sin prisas, un movimiento más por semana es perfecto. Alcanzados los 30, estará en posesión de un pequeño tesoro, muslos fuertes y bien moldeados, y cuatro monstruitos, cuatro por cuádriceps, que se dedicarán todo el día y toda la noche a quemar calorías. Aprovecho para darle una buena noticia sobre sus músculos. Cuando hace un ejercicio físico, la contracción muscular quema carburante calórico, como ya sabe. Pero lo que probablemente ignora es que, al acabar el ejercicio, el músculo sigue consumiendo calorías, es cierto que muchas menos que durante el esfuerzo pero sin interrupción, día y noche durante 72 horas, y después todo se apaga. De ahí el interés de encadenar los ejercicios y combinarlos unos con otros; el ideal es quemar todos los días.

4. El especial brazos blandos

El brazo femenino es un indicador muy afinado de la historia de sobrepeso, del espesor y la calidad de la piel y del tipo de morfología de una mujer. Existe una simetría de distribución de la celulitis por los muslos y los brazos. La mayoría de mujeres con celulitis en los muslos tienen también los brazos gordos. Cuando estas mujeres adelgazan, pierden más fácilmente la grasa de los brazos que la de los muslos, lo que muy a menudo explica que los brazos gordos adelgazados pierdan el tono y se reblandezcan, lo que causa un gran disgusto. Hay pocas soluciones para este problema frecuente, las cremas son ineficaces y la cirugía no es una buena opción porque deja cicatrices. También en este punto hay demasiadas opciones de ejercicios de musculación de los brazos. He elegido éste y no le propondré ninguno más, porque todo lo que es demasiado complejo perturba y diluye la consigna. Este ejercicio es mi preferido porque es simple, global y eficaz cuando el reblandecimiento no es demasiado acusado, e incluso en este caso, es útil.

Este ejercicio posee también la ventaja de hacer trabajar en el mismo movimiento dos músculos enfrentados, el bíceps en la parte anterior del brazo y el tríceps en la posterior, a fin de muscular con fuerza toda la parte carnosa del brazo y volver a tensar el revestimiento cutáneo flojo del brazo.

Póngase en pie, con una botella de litro y medio de agua en cada mano o un peso equivalente. Inicie el movimiento, con los brazos a lo largo del cuerpo, estirados hacia el suelo. Flexione el antebrazo sobre el brazo hasta que la botella toque el hombro. A continuación extienda el brazo hasta recuperar la posición recta de inicio, y luego, levante los brazos estirados hasta lo más alto posible, a ser posible hasta la posición horizontal o incluso más allá. La primera parte del movimiento contrae los bíceps, la segunda, los tríceps, y el conjunto tonifica y aumenta la masa muscular del brazo y vuelve a tensar la piel que la recubre.

Este movimiento completo debe efectuarse 15 veces para obtener un aumento de la masa muscular suficiente para tensar la piel. Trate de llegar al límite de sus posibilidades, y si se siente capaz de ir más allá, hágalo, un músculo sólo se hipertrofia si se fuerza al máximo. Cuando haya practicado estos 15 movimientos todos los días durante una semana, trate de pasar a 20, y después, de semana en semana, a 25 y a 30 movimientos sucesivos al fin del primer mes. Después, serán las sensaciones personales las que le guíen, pero ya tendrá la seguridad de tener un brazo más fuerte y rehabilitado.

Por otra parte, recuerde que una piel desatendida en un adelgazamiento necesita seis meses para efectuar todo su trabajo de retracción. Pasado este plazo, no espere ninguna mejoría espontánea.

Así pues, para estos cuatro ejercicios la consigna es: muscular, tensar la piel del interior y lograr que se retraiga por completo.

Encuesta internacional sobre los resultados del régimen Dukan a corto, medio y largo plazo

En esta nueva edición aumentada de 2010 (primera en español), quisiera pedir un favor a mis lectores, y por lo tanto a usted, que lee este libro. En las dos páginas siguientes hallará un cuestionario. Su finalidad es recoger la máxima cantidad de respuestas a fin de elaborar el primer estudio sobre peso, a partir de más de 1.000 casos de pérdida de peso superior a 8 kg, con el objetivo, sencillamente, de contribuir al progreso de la ciencia.

Puedo garantizarle que, si así lo desea, recibirá puntual información a medida que avance este estudio, que pasará a pertenecerle.

Lectora, lector, envíeme este cuestionario cumplimentado sólo si tiene la plena convicción de lanzarse resueltamente a este régimen, con la firme intención no sólo de adelgazar sino también, y sobre todo, de estabilizar el peso que pierda siguiendo las dos últimas fases de mi plan, la fase de consolidación y la de estabilización definitiva.

Cuando haya rellenado el cuestionario, se habrá embarcado conmigo en este régimen, y estoy seguro de que esto le ayudará a seguirlo mejor. Le mantendré al corriente de la evolución de este gran proyecto cuyos resultados proporcionarán una contribución de primer orden a la lucha contra el sobrepeso en el mundo. El estudio se lanzará simultáneamente en 9 lenguas y 17 países. A partir de los resultados y de su participación, espero conferir a mi método —que será suyo si le permite adelgazar y curarse del sobrepeso— su legitimidad definitiva y un valor de referencia.

Nombre: ....

Dirección: ....

CP: .... Correo electrónico: ....

(sólo si desea recibir información de los resultados de la encuesta y hacer preguntas en directo en el chat creado con este objetivo)

Edad: .... Sexo: ❒ M ❒ F Talla en cm: ....

Peso actual (al principio del régimen): ....

Peso ya perdido: ....

Peso máximo alcanzado: ....

Peso mínimo desde los 18 años: ....

Número de regímenes seguidos anteriormente: ....

Qué le atrae: ❒ azucarado ❒ salado ❒ sin preferencia

Necesita bastante cantidad: ❒ sí ❒ no

Picotea entre comidas: ❒ sí ❒ no

Influencia del estrés en su peso: ❒ sí ❒ no

Herencia del sobrepeso: ❒ ninguna ❒ escasa ❒ mediana ❒ fuerte

Cuando se pone a régimen pierde peso con: ❒ facilidad ❒ dificultad

¿Camina más de 20 minutos al día? ❒ sí ❒ no

¿Por qué desea adelgazar?

❒ Belleza-seducción ❒ Bienestar ❒ Salud ❒ Normalidad

¿Qué le ha llevado a leer este libro?

❒ La recomendación de un/a amigo/a o compañero/a de trabajo

❒ Un consejo en los medios de comunicación

❒ Un consejo del médico

❒ Lo ha encontrado paseando por una librería

❒ Por internet:

En un foro de usuarios (indique cuál, por favor): ....

Otros (indíquelos, por favor): ....

Si ya ha adelgazado con una versión anterior de esta obra, le agradecería que me lo comunicara rellenando este cuestionario e indicándome cuándo ha alcanzado el Peso Justo y sobre todo si ha aplicado correctamente las 2 fases de consolidación y de estabilización de mi plan. Si dispone de correo electrónico, le enviaré regularmente informaciones sobre este estudio y usted podrá participar en chats para responder a las preguntas que se le formulen durante el seguimiento de este régimen y que el libro no puede responder por completo.

Para participar, tenga la amabilidad de enviar este cuestionario a:

Caradine
Enquête nationale Régime Dukan
6, rue Charles Fourier - 75013 París